# 今すぐできる！
# 腎臓が健康になる習慣

腎臓病を自力で治した

三起均整院 院長
筒井浩一郎

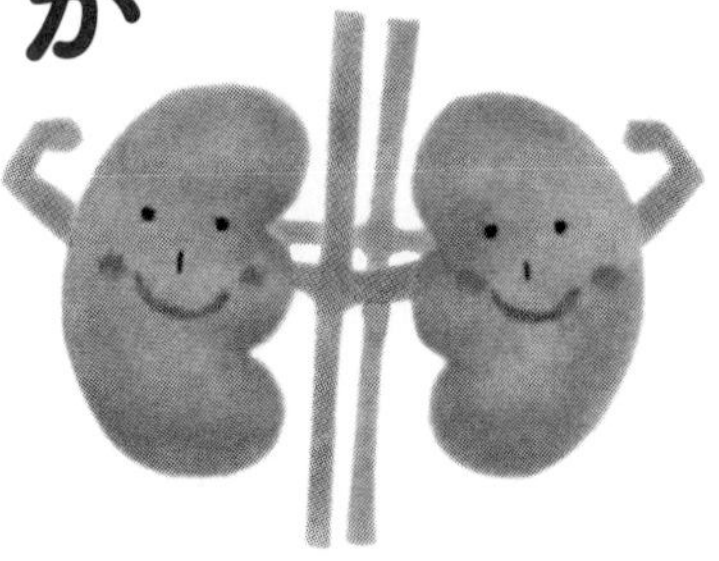

アルソス

〈お断り〉

本書の内容は、著者の体験および長年の治療師としての知見をもとに書かれていますが、病気の治癒や改善をお約束するものではありません。病気の治療や改善については、必ず医療従事者もしくは専門家にご相談ください。
また、現在、治療中の方は、本書内容の利用について、必ず医療従事者もしくは専門家にご相談ください。

# まえがき――「腎臓」が健康になると、あらゆる病気が良くなる！

この本を手にしていただいているということは、今「腎臓」に障害があるか、健康について興味を持っている人だと思います。

今ではすっかり健康体となった私ですが、実は大学生の頃、紫斑病《しはんびょう》にかかり、それがもとで慢性腎炎になりました。そのときの自覚症状は体がいつもだるい、腰が重い、目がかすむ、頭が重くいつも緊張している、などでした。

腎臓病は病院でも治らない病気と言われています。そのため、私も医師から「病院ではもう治らない」と言われましたが、自力で慢性腎炎を治してしまったのです。

**どうして病院で「治らない」と言われた腎臓病が治ってしまったのか**、その経緯は本文で詳しく述べますが、その前にまずお伝えしたいことがあります。

**「腎臓に問題が起きると腎臓だけでなく、他の臓器や体調面などにも様々な症状が現れる」**ということです。

私は鍼灸学校で東洋医学を学んでいます。東洋医学では病気の原因を五臓、すなわち「肝、心、脾、肺、腎」に求めています。

その中でも腎、すなわち腎臓は病気の原因の中心的な役割を担っています。

腎臓は、親からの生命力を受け継ぎ、精力の源が宿る場所「先天の本《もと》」とされています。そのために腎臓が慢性的に疲れると他の臓器が弱るとともに、脳、脊髄、歯、骨、関節、耳鼻咽喉、生殖器、泌尿器、膀胱、血液などに異常が出てきます。

つまり、**「腎臓が弱るとあらゆる病気になる！」**ということです。逆に言えば、**「腎臓が元気になれば、ほとんどの病気が良くなる！」**のです。

3大疾病である「がん」「心臓病」「脳血管障害」に「糖尿病」「高血圧」「肝硬変」「慢性腎不全」を加えた7大生活習慣病の根本原因も、腎臓が弱ってしまっていることが原因であると言っても過言ではありません。

私は、毎日の施術活動で腎臓を元気にする施術をしています。

どんな症状をお持ちの患者さんにも、まずは腎臓の疲れをとってもらうように指導しています。腎臓の疲れがとれると、信じられないかもしれませんが、病院では良くならないと言われている病気や症状が改善していくのです。

**30年以上の施術活動から私には、腎臓を元気にするには「食べ物」「ストレス」「体の歪み」の3つを整えればいい**ことがわかっています。

この3つを整えることで腎臓は元気になり、今のあなたを苦しめる症状を和らげることが可能となります。そして、腎臓を元気にすることが、楽しく充実した人生100歳時代を生きる土台になると、私は信じています。

**この本には、30年以上の施術活動から得た、腎臓を元気にして健康な体を手に入れるために必要な健康法が書かれています。**

そして、ここに書いてある健康法に効果があると思われた方は、周りの方にもこの本のことを教えてあげてください。腎臓を元気にすることが病気にならない一番の近道です。そのことを知らないばかりに病気になるのであり、知っていれば病気を予防することができます。

私は慢性腎炎が治癒するまでに7年かかってしまいました。もしあの頃、この本に出会っていたら、もっと早く病気は治っていたでしょう。

どうぞこの本を読んで、真の健康を手に入れてください。健康で長生きし、幸せな人生を送るためにぜひ腎臓を元気にしましょう。

2024年3月

筒井浩一郎

## 腎臓の元気度チェックシート

今のあなたの腎臓の元気度を「チェックシート」で調べてみましょう。

次に挙げる「食べ物」「ストレス」「体の歪み」の各項目で思い当たる箇所にチェックを入れてください。チェックの数が多いところが腎臓を弱くしている原因です。

チェックした項目について、この本に出てくる「歪みとり体操」や食生活の改善をすることで、あなたの腎臓の健康度を上げることができます。

### 食べ物チェック

- □アルコールを飲む習慣がある
- □コーヒーを飲む習慣がある
- □紅茶、緑茶を飲む習慣がある

□甘いものが好き
□果物をよく食べる
□パン、麺類、お好み焼き、たこ焼きなどの小麦製品をよく食べる
□牛乳、チーズなどの乳製品が好き
□ハム、ソーセージ、スナック菓子、ジャンクフードをよく食べる
□薬を飲んでいる
□ゼロカロリー飲料をよく飲む

**ストレスチェック**

□心配事がある
□いつも緊張している
□いつもイライラしている
□よく眠れない
□体がだるい

□よく胸が苦しくなる
□呼吸が浅い
□頭がボーッとしている
□肩こりがある
□腰痛がある

## 体の歪みチェック

□前屈がしづらい（立った状態で体を前に倒してください）
□後ろに反らしづらい（立った状態で万歳をして体を後ろに反らせてください）
□左屈動作がしづらい（立った状態で左屈動作をしてください）
□右屈動作がしづらい（立った状態で右屈動作をしてください）
□左に捻《ひね》りにくい（胸の前で合掌して椅子に座って、骨盤を固定した形で体を左に捻ってください）
□右に捻りにくい（胸の前で合掌して椅子に座って、骨盤を固定した形で体を右に捻ってください）
□耳の高さが違う（鏡で耳の高さに左右差があるかを見てください）

□肩の高さが違う（鏡で肩の高さに左右差があるかを見てください）
□骨盤の高さが違う（骨盤に手を当てて、高さに左右差があるかを見てください）
□右記以外に、動かすと痛い箇所がある

# 今すぐできる！　腎臓が健康になる習慣

目次

まえがき――「腎臓」が健康になると、あらゆる病気が良くなる！　3

腎臓の元気度チェックシート　7

## 第1章 発症から7年、ついに慢性腎炎が治癒した……19

突然のできごと　20
紫斑病《しはんびょう》から腎炎へ　22
不安だらけの入院生活　24
退院後　28
民間療法を試す　32
石塚先生との出会い　34
治療の道へ　37
修行と腎炎治療　39

ついに慢性腎炎が治癒する 43
なぜ慢性腎炎は治癒したのか 46

## 第2章 知っているようで知らない腎臓の話……49

腎臓の主な役割は「老廃物の排泄」 50
「運動」も腎臓を弱らせる？ 51
ほとんどの病気は腎臓が関係している 52
経絡《けいらく》上に緊張があると腎臓が弱りやすい 54
「慢性腎臓病」の人は全国で1千330万人 56
腎臓を「休ませる」ことが長寿の秘訣 58
「睡眠」が十分にとれないと腎臓は弱くなる 60
春先は腎臓が疲れやすい 61
テレワークでも腎臓は弱くなる 62
「冷え」と「過労」が腎臓には大敵 65

高血圧でも「塩分制限」しなくていい!? 69
「深呼吸」で腎臓を元気にする 71


## 第3章 腎臓を健康にする食生活 77

「水分不足」は腎臓を弱らせ、様々な病気の引き金になる! 78
「高血圧には塩分控えめ」はウソ!? 81
「高齢者の毎日の飲酒」は免疫力を低下させる! 83
コーヒーの飲み過ぎは要注意! 84
「人工甘味料」は腎臓を弱らせ糖尿病を引き起こす!? 88
「甘いもの」を食べたら有酸素運動を 89
疲れの原因は「パン食」だった!? 93
「乳製品」の落とし穴 94
「超加工食品」は健康に良くない!? 96
「良質な脂」を摂り、エネルギーとして使える体作りが大事 98

「長期間の服薬」は腎臓にダメージを与える　99
「サプリメント」を摂る前にやること　100
「ストレス」と脳　102

## 第4章　今すぐできる！　腎臓を健康にする「歪みとり体操」……107

多くの人は「体の歪み」に気づいていない！　108
「普段動かしていない」部位を動かせば体の歪みはとれる　110
体の歪みを整える筒井式「歪みとり体操」　111
1日5分でできる、簡単！「歪みとり体操」　114

関節体操
足上げ腕上げ　115
アニマルウォーキング　118
姿勢変換　120

筋肉体操

ヒールアップストレッチ 122
スロージョギング 126
膝・太ももストレッチ 128
均整タオル体操 130
窓拭き体操 138

筋膜体操

鶏《にわとり》歩き 142
手首回し 144
胸郭を開く体操 150
水泳体操 154
鳩のポーズ 156
「歪みとり体操」は朝晩行うのがポイント 158

第5章「ストレス」を減らして腎臓を健康にする……161
「スロージョギング」でストレスから自由になる 162
左右の脳を働かせる 163
「糖質」の摂り過ぎに注意 166
「没頭できるもの」を見つける 167
「深呼吸」で自律神経を整え、内臓の働きを正常にする！ 168
初心に返る 171
あとがき 174

## 生活習慣病や気になる症状の予防・改善法……177

緑内障予防・改善法——三角筋とO脚の調整 178
更年期障害予防・改善法——背中の緊張をとり除く 181
高血圧予防・改善法——背中の緊張を解きほぐす 184
糖尿病予防・改善法——良質な脂を摂取する 186
うつ病予防・改善法——食、ストレス、体の歪みを改善する 190
認知症予防・改善法——食、ストレス、体の歪みを改善する 192
がん予防法——昔の食生活に近づける 196
潰瘍性大腸炎改善法——グルテンを体に入れない 199
歯周病予防・改善法——肩、腕、腰のこりをとる 202
ヘバーデン結節予防・改善法——コーヒーと甘いものをやめ、水を飲む 204

第1章

# 発症から7年、ついに慢性腎炎が治癒した

# 突然のできごと

今から40年ほど前の１９８３年、私が大学３年生、21歳の11月に突然、足の指の関節が痛くなりました。当時、私は大学のテニスのサークルに入っていて、手首をよく痛めて近所の整骨院へ通っていたので、足の指の関節が痛み出したときも、同じ整骨院に通い始めました。

治療方法は手首が痛くなったときと同じで、主に電気治療をしてもらいましたが、数回やっても良くならず、そのうちに足の甲に血豆ができるようになりました。

「これはなんだろう？　普通、関節痛では血豆なんかできないのに」と思ったのと同時に、足の指が痛くなる少し前に、喉が痛くなったことも思い出しました。そこで、内科的な問題もあるかもしれないと思い、近くの内科医に診てもらうことにしました。診察が終わると先生から、「これは紫斑病《しはんびょう》かもしれないので、すぐに大きな病院へ行ってください」と言われました。

年明けから大学の同級生たちとスキーに行く計画をしていたので、早く治さなければいけないと思い、足の指が痛み出した3週間後に、父親が働いていた銀行の医務室の先生の紹介で、ＪＲ飯田橋駅近くにあった東京厚生年金病院（新宿区津久戸町。現在は名称が東京新宿メディカルセンターに変更）に母と一緒に向かいました。

診察室に入り、紹介状を見るやいなや医師は、「今すぐ入院してください。これから検査をします」と言うのです。入院するなんて微塵《みじん》も思っていない私も母も、医師のその一言にものすごくびっくりしたことを今でも覚えています。

それまで大きな病気一つかかったことがなく、ましてや入院もしたことがなかった私は、当時紫斑病がどんな病気なのかさえわからず、まさか自分が入院するほど重大な病気にかかっているとは思ってもいませんでした。

「足の指が痛いだけ、他はどこも悪くない、元気いっぱいだ」という思いも強かったのですが、医師が強く検査入院を勧めるので、嫌々入院することにしました。

入院して検査をした結果、**血液検査は正常で血小板にも異常はありませんでし**

た。腎機能の異常もなく、尿検査も微小血尿はあるものの、この時点では正常範囲でした。しかし、その後尿蛋白、血尿は陽性になりました。

## 紫《し》斑《はん》病《びょう》から腎炎へ

検査の結果、告げられた病気の診断名はアレルギー性紫斑病でした（アナフィラクトイド紫斑病、ヘノッホ・シェーンライン紫斑病、血管性紫斑病、IgA血管炎などと呼ばれることもあります）。

この病気は、原因不明のアレルギー反応によって全身の毛細血管で炎症が起こり、血管が弱くなってしまうことで紫斑が生じる病気です。

入院後2～3日ぐらいした時期から急に食事をした後、腹痛が起きるようになってきました。食事を摂ると胃が動くので、胃に紫斑ができて痛くなるのです。そのため、入院中に出される病院食を摂るのも一時は怖くなりました。しかし、食べることはやめられないのです。なぜなら、治療のために出されていた薬の中に、炎症系の病気やアレルギー性の病気の治療のために使われる副腎皮質ホルモン（プレドニン）という薬が入っていて、その薬には食欲増進の副作用があるからです。

「食べると胃が痛む」という現象は、その後2〜3週間くらい続きましたが、プレドニンが効いてきたのか、食べると胃が痛くなることはなくなりました。

しかし、紫斑が全身にできるようになりました。体を動かすと動かした関節に紫斑ができるのです。トイレに行ってしゃがむと、お尻に紫斑ができていたり……。そして、しばらくすると血小板の減少はありませんでしたが、リウマチのように関節も痛くなり始めました。朝は指がこわばって開かなくなりました。

余談ですが、アレルギー性紫斑病という病気は、子どもに多く見られる病気です。そのため、大人がこの病気になるのは珍しいということから、病院中のいろいろな診療科に回されて、体に出ている紫斑の写真を撮られました。入院後も比較的気分は良かったので、検体としていろいろな科に回され、診察を受ける不快さはまったく感じませんでした。むしろ、同じ病気の患者さんの治療や病気の研究のお役に立てるなら、どんどん写真を撮ってくださいという思いでした。

それまで知らなかったのですが、紫斑病はIgA免疫複合体が腎臓の毛細血管の壁に付着することで腎炎になる人が多く、発症後1カ月で約80％の人が腎炎にかかります。私も腎臓の機能の正常度がわかる尿蛋白の数値が2＋（プラスは異常値）、血尿も2＋が出て腎炎にかかっていることがわかりました。そして、腎炎が完治するまで7年という長い闘病生活が始まりました。

紫斑病が原因で腎炎になったとはいえ、どうして紫斑病にかかったのか、その原因を考えてみました。思い当たることと言えば、実は私、20歳のときに受けた健康診断の検尿で微小血尿が出ており、病院で経過観察が続いていました。つまり、紫斑病になる1年以上前から、腎臓が徐々に弱ってきていて、体の免疫力も落ちていたことが、紫斑病から腎炎につながったのだと思います。

## 不安だらけの入院生活

東京厚生年金病院に入院後、紫斑病、腎炎の治療法は、対症療法が主で副腎皮質ホルモン（プレドニン）の大量投与を行いました。入院中、プレドニンの大量投与は4回くらい続いたと思います。

また、プレドニンの投薬は、早く腎臓の炎症を抑えて尿蛋白、血尿が出るのを治すためでしたが、なかなか炎症は治りませんでした。尿蛋白２＋は変わらず、血尿も１＋になったり２＋になったりと変動したりしますが、まったく血尿が出なくなることはありませんでした。

前にも書きましたが、プレドニンの副作用として、食欲が旺盛になるため、病院食はいつも大盛りを食べていました。また、ムーンフェイス（顔がむくんでまるくなる）にもなると聞いていましたが、顔がむくんでまるくなることはありませんでした。でも皮膚が白くなり、少し引っ掻いただけでも傷ができるようになりました。

病院からは「胃の調子はどう？」としょっちゅう聞かれました。ステロイド剤の一種であるプレドニンの投薬は、胃潰瘍になりやすいようです。

紫斑病で一番困ったことは、**紫斑がなかなか治らなかったことです。**一旦皮膚に出た紫斑は時間が経つと治るのですが、関節などを曲げるとまた出るのです。治ったと思うとまた出る。これの繰り返し。いつになったら出なくなるのか、これがわからないのが一番精神的に辛かったです。

それに加えて「尿蛋白、血尿が止まらない。これから先どうなってしまうのか」という感情も生じてきました。「足の指が痛い以外は元気いっぱい。検査入院だからすぐに退院できる」などという甘い考えは、この頃にはきれいさっぱり頭の中から消えていました。

担当の医師の先生も腎炎の慢性化を気にしていました。治療をしても一向に腎臓の炎症が治らないので、入院して1カ月が経った頃「腎臓の組織検査をしましょう」と言い始めました。つまり腎生検です。腎臓の細胞をとり出して検査をし、今後の治療方針や予後について予測しようとしたのです。「腎生検はあくまでも検査。治療ではない」という思いもあり、腎生検をやるのが嫌で断っていましたが、説得され行うことになりました。

腎生検は、入院先の近くにある東京逓信病院の専門の先生が来て行いました。

腎生検の方法は今では考えられないと思いますが、上半身裸になり、背中を医師に向けてパイプ椅子の背の部分を抱えるように逆に座り、医師が腰の腎臓部目掛けて針を刺すのです。今のように超音波ガイドがない時代ですから、医師の感覚だけを頼りに、針先に腎臓の組織を引っ掛けるようにしてとるのです。そのため、他の臓器や器官を傷つける恐れがありました。

腎生検は無事に終えましたが、その後が大変でした。腎生検を行った左腰がそれ以来重くなってしまったのです。そのことを何度も医師に訴えましたが、「大丈夫ですよ」としか言ってもらえませんでした。

後日談ですが、東京厚生年金病院を退院後に通院した杉並区の河北総合病院で左腰のレントゲンを撮ってもらいました。そのレントゲン写真には、腎臓の肉が引きつれている様子が写っていました。

結局、左腰の違和感が気にならなくなるまでに、それから10年ほどかかりました。しかし、完全に違和感がなくなったわけではなく、あれから40年経った今でも、左腰がたまに引きつれることがあります。腎生検をやらなければよかったという後悔の念は、今でもあります。

腎生検の結果について、何度担当医に尋ねても「大丈夫ですよ」としか言ってもらえませんでした。腎炎の症状の進行が早く、完治の見込みがないので、私には教えないほうがいいと医師が判断しているのかと思っていましたが、詳しいことは家族にも話がなかったのです。

その後、治療のおかげで紫斑病は良くなりましたが、**腎炎は改善することなく慢性腎炎に移行**してしまいました。これ以上入院していても、他に治療法もなく、腎臓の状態が良くなる見込みもないであろうという病院側の判断もあり、私の入院生活は2カ月で終わりました。

## 退院後

退院はしたものの体はだるくて仕方ありませんでした。元気いっぱいで入院しましたが、退院時はすっかり病人になってしまいました。

退院から3カ月後、東京厚生年金病院に検査のため行きましたが、尿蛋白は相変わらず2＋が出ていました。そのとき、東京厚生年金病院から、通院するには家から近いほうが通いやすいだろうということで、杉並区にある河北総合病院を紹介されました。慢性腎炎に効く薬はありませんが、尿蛋白を抑えるためにペルサンチンという薬を飲んでいたのを覚えています。退院後も血尿の数値が2＋出ていたので、止血剤、胃の薬なども飲んでいました。河北総合病院では、薬の処方もされましたが、主に尿検査、血液検査を行い、経過観察のため3カ月に一度通院することになりました。

尿蛋白の数値は気になっていたので、家でも尿検査ができるように簡易検査キットを買って日に一度検査をしていました。しかし、毎回期待している結果は出ませんでした。「尿蛋白の数値は下がっているか？　今日もまた同じか」。それの繰り返しが退院後ずっと続きました。

退院後の家での生活は、基本的に寝たきりでした。ときどき大学のサークル同期がお見舞いに来て励ましてくれるのはうれしいのですが、なかなか良くならないので虚しさをとても感じていました。

また、入院時から読み始めた漫画雑誌を300メートルほど離れたコンビニエンスストアに買いに行くのですが、それさえも体がすごく辛く、きつかった覚えがあります。


2カ月の入院生活が終わったのは、年が変わった1984年。この年、私は大学4年生になり、就職活動をする年でした。しかし、依然として病状は一向に良くならず、時間だけが過ぎていき、悶々《もんもん》とした気分で毎日を過ごしていました。

「周りの同級生たちは、一生懸命に就職活動をしているのに、自分は体の自由が利かず、寝たきりの状態。焦らず体を治せと言われても、就職活動をしなければどこにも入れない」という焦りでいっぱいでした。

父が銀行員でしたので就職先は銀行を志望していましたが、それも考えられなくなっていました。

「何も悪いことをしていないのに、どうして自分だけこんなに苦しまなければいけないのか」

そういう感情が決まって夜に出てくるのです。枕を涙で濡らしたことも幾度もありました。

そんな先が見えない日々を過ごしていたある日、今までとは明らかに違う体のだるさを感じました。ちょうど河北総合病院での定期検診日が近かったので、検査日に体の状態のことを医師に伝え、血液検査を受けたところ、肝炎になっていました。気がつけば、東京厚生年金病院を退院して1年になろうとしていました。

河北総合病院の医師曰く、「同じ薬を飲み続けていたために、肝臓が炎症を起こしたのでしょう」とのことで、飲んでいた薬をすべてやめました。すると間もなく肝炎は治りました。

「肝炎は止薬して治ってよかったけど、一番重要な腎炎の治療はどうなるのだろう。もともと腎臓に効く薬はないと医師からは聞いているけど、何の薬も飲まなくても腎臓は良くなるのだろうか」という不安が湧き上がってきました。

## 民間療法を試す

退院して1年経った1985年の2月頃、肝炎のために今まで飲んでいた薬をやめてしまった私を心配して、母が食事療法でがん、肝硬変、不妊症などの難病や慢性病を治すクリニックが水道橋にあることを知人から聞きつけて、連れて行ってくれました。そのクリニックは、森下敬一先生が主催する玄米菜食を主体とした食事療法でがんなどの難病や慢性病の患者さんの症状を改善させていた「お茶の水クリニック」(のちに森下米寿庵に改称・2020年閉鎖)でした。

お茶の水クリニックでは、血液検査と良導絡《りょうどうらく》自律神経検査(皮膚通電抵抗を介して、体表における自律神経の興奮を客観的に捉え、各臓器の働きを検査する方法)に基づく食事療法の指導。具体的には玄米に小豆、もち麦、粟などを入れた雑穀を主食として副食は野菜を基本とした自然食療法と3大補助食品である胚芽、酵素、葉緑素(スピルリナ)の健康食品、そしてヨモギ、ケツメイシ、ハトムギなどをブレンドした和漢茶を紹介され、3カ月ごとに体の状態を診てもらい、食生活の指導を受けました。

また、その頃は何を食べても美味しいと感じなかったので、玄米雑穀食も普通に食べることができました。主食である玄米雑穀食はよく噛んで食べなさいと言われ一口30回は噛んでいました。牛や豚の肉や魚は基本的には食べません。頭から尻尾まで食べられる小魚は食べていいと言われていました。肉の代わりに、グルテンミートと呼ばれるグルテンでできたお肉もどきのものを食べていました。朝、昼、晩のメニューは副食の一部が変わるだけで、基本的に毎日、玄米雑穀食、野菜、味噌汁これに小魚、グルテンミートなどを食べていたのです。

食事療法を始めた頃、父親に弱音を吐いたことがあります。あまりに治りが悪いのと体が辛い日々が続いていたので「もう土に返るかもしれない」と。

この言葉を喋りながら自分では「もうなるようにしかならないな」という思いが込み上げ、体全体の力が抜けたのを覚えています。

そういう思いがあってから張り詰めていた緊張感がとれ、のちに書くように事態は良い方向に進んでいったのです。

## 石塚先生との出会い

食事療法を行ってもすぐに結果は出ませんでしたが、それでも一枚一枚薄紙をはぐように疲れにくくなり、体は動くようになっていきました。

お茶の水クリニックに通い始めて1年（退院後2年、1986年）経っても尿蛋白は、途中で1＋になったり、3＋になったりすることはありましたが、相変わらず2＋をキープし続けていました。

そして、お茶の水クリニックに通い始めてから数カ月が経った頃、物理療法の治療院を紹介されました。水道橋にあった石塚治療室です。

石塚治療室は、お茶の水クリニックから多くの患者さんを紹介されている関係で、治療に来られている方はがん、肝硬変、不妊症など難病の方がほとんどでした。

この治療室での治療は、生体活動電流（正常細胞が出している波形の電流）を体に流し、その後にカイロプラクティックによる脊椎矯正を行うものでした。

室長の石塚友康先生は、かなりの高齢でしたがエネルギッシュで、風貌は芸術家の岡本太郎さんに似ていました。石塚先生は、これほど厳しい先生はいるのかと思うくらい厳しく怖い先生でした。患者さんも、先生が近寄ってくると黙ってしまうほどの威圧感がありました。

私が初めて治療室にお伺いしたとき、時刻は夕方の4時でしたが、家に帰ってきたのは深夜の11時頃でした。家から治療室までの往復を除いても、5時間近く治療にかかったことになります。

なぜそんなに長い時間がかかったのかといいますと、まずカルテを作るのに1時間半かかりました。上半身裸になり背骨の椎骨一つひとつを墨をつけた筆でなぞっていくのです。肩甲骨、骨盤もこの筆でなぞり、背中の歪み具合をインスタント写真に撮ってそれをカルテに貼り付けるのです。これでカルテ完成。

その後、生体活動電流を体に流します。ベッドの下には遠赤外線のマットが敷いてあり、体を大きなビニールで包んで汗が出るまで寝るのです。2時間くらいは寝ていたと思います。途中苦しくなるのですが、初めてでもあったので我慢していました。

最後に、カイロプラクティックで脊椎矯正を行います（石塚先生は、以前日米カイロプラクティック協会の副会長をしていました）。

治療が終わると食事をしていきなさいと言われ、患者さんたちが持ち寄った惣菜と玄米食をご馳走になりました。

石塚治療室は患者さんたちが惣菜を持ち寄り、それを患者さんたちみんなで食べて帰るという習慣があったのです。そうこうしているうちに夜の10時です。そして帰宅しました。

このような治療を、石塚治療室で2週間に一度行いました。

石塚治療室での初診から1カ月後ぐらいから、生体活動電流で蒸し風呂に入ったような状態になった後に、さらに鍼を使って全身に電気を流す治療も始まりました。そして、最後はカイロプラクティック。その後に食事。そのうちに石塚先生から「一杯飲んでいきなさい」という話になり、ビールを飲んで帰るようになりました。

その頃もそうですが、今でも病人にお酒を飲むことを勧める病院や治療院はないと思います。石塚先生には子どもがいなかったこともあり、私のことを息子のように思って接してくれたからかもしれません。

治療効果にお酒がどのような影響を与えるかについて、石塚先生が当時どのくらい認識していたのか今ではわかりませんが、石塚治療室はそんな変わった治療室でした。

## 治療の道へ

石塚治療室での治療を半年ほど続けた頃、先生から「治療の道に入らないか」というお話をいただきました。当時の私は、大学を２年留年中で体の調子も完全ではありませんでした。そのため体に負担のかからない仕事ができる会社に就職したいと、自分の大学の事務職への就職を考えていました。

「大学に就職できなければ弟子入りします」と石塚先生にお話をして、就職試験を受けましたが、健康上の理由で合格できませんでした。

大学の事務職に合格できなかったことを石塚先生に報告して、弟子入りすることになりました。また、石塚先生からは、日本では人の体を触るには免許がいるのでここから一番近い鍼灸学校に入るように言われ、四谷の鍼灸学校に入学することになりました。

治療者としての修行は、弟子入りしたその日から始まりました。鍼の打ち方やカイロプラクティックのやり方を徹底的に叩き込まれました。ただし、細かいことは師匠の姿を見て覚えろという昔ながらの指導方法でした。

大学を卒業してからの私は、午前中は鍼灸学校の授業、午後からは石塚治療室での治療と修行の日々でした。

自然食を基本とした食事と石塚治療室での治療でも、あまり体調は良くならず、体のだるい日が続きました。病院の尿検査でも尿蛋白は相変わらず2＋でした。それでも、石塚治療室での治療のおかげで、少しずつではありますが、体が動くようになってきました。体のだるさが、本当に薄紙をはぐように改善していきました。

石塚治療室に弟子入りして1年ぐらいが経った頃、石塚先生は生まれ故郷の山形県米沢市に近い上山温泉に治療室を移転しました。私は、鍼灸学校の夏休み、冬休みを利用して治療がてら治療のお手伝いをしに行っていました。石塚先生が体調を崩されてからは毎週末を利用して、治療室までお手伝いに行くようになりました。私の最大の恩人で師匠でもある石塚先生は、１９９５年冬に他界されました。

石塚治療室での修行は約3年でした。

## 修行と腎炎治療

私の慢性腎炎の治癒過程の話から脇道にそれてしまいましたが、石塚治療室では毎日生体活動電流の治療を受け、週に2回はそれに加えて鍼とカイロプラクティックをしてもらっていました。その頃の私の病状は、一進一退というか、尿蛋白は1+と2+の間を行ったり来たりしていました。

また、治療室で先生と一緒にいるときはいつも緊張しているせいか、自分が病人であることも、今どんな状態であるかということも忘れていました。なぜなら、石塚治療院では、目の前の患者さんが良くなることだけを考えて修行に臨んでいたので、修行期間中は自分の病状のことを気にする余裕がなかったからです。

石塚治療室には、私の他にも重病の方が多く来室されていました。ある日、がん末期の患者さんが来室されました。治療終了後、私が新宿まで、その患者さんをおぶって送っていったことがありました。自分も調子が良くなかったのですが、人のためにいいことをしていれば、きっと私も良くなると心の中で思っていました。

石塚治療室が山形県に移転して治療を受けられなくなった後の鍼灸学校時代は、いろいろな治療法を受けました。なかでもMRT療法、上部頸椎カイロプラクティック、ESP療法の3つは、今でも強く記憶に残っている治療法です。

ＭＲＴ療法は、磁気を使ったＳＲチェッカーで仙骨のわずかな変位を読みとり、専用のＭＲＴベッドで瞬間無痛のショックを与えて仙骨のみを調整するものでした。私は、この治療を受けるためにＭＲＴ本部がある恵比寿に通っていました。

仙骨には細胞が持つ本来の機能を最大限に発揮できるように、一生懸命に仙骨自身を変異させて細胞を守ろうとする働きがあるというのです。この仙骨の性質を治療に応用したのがＭＲＴ療法で、「仙骨一点の調整であらゆる症状を改善させる」ということを友人から聞いて何度か施術を受けました。施術時間は検査を含めて5分ほど。初めの検査で変異がなければノーリーディングといい、その日の施術はなしということもありました。不思議な感じの治療法で、今でも効果のほどはよくわかりません。

上部頸椎カイロプラクティックは、母親の友人からの紹介で、五反田にあるカイロプラクティックの治療院に施術を受けに通い始めました。

この治療法は、カイロプラクティックの創始者であるＤ・Ｄ・パーマーさんのご子息であるＢ・Ｊ・パーマーさんが開発したテクニックを使っていました。頸椎1番2番の骨のずれが原因で体中の神経の伝達が悪くなり病気になるという理論です。

カイロベッドに横向きに寝て頚椎1番2番のずれを治します。その後、磁場の影響を受けないために金網が張り巡らされている部屋で1時間くらい寝て終わりになります。なぜだか、この部屋に入ると自然と眠くなりました。とても気持ちのいい感じがしました。上部頚椎カイロプラクティックには2週間に1度通いました。全部で10回ほど通ったと思います。

この2つの治療を受けていくうちに、体の自覚症状としては、だんだんと疲れにくくなっていく感じがしました。しかし、依然として腎臓の数値は、尿蛋白が1＋から2＋でした。

さらに、ESP（エスピー）療法というものも受けました。マイナスイオンの流れるシートの上に寝て、人体に増え過ぎたプラスイオンだけを約60兆個もある細胞に放電現象を起こさせて大気中に放出し、生体のリズムを支配している電気バランスの乱れを調整する療法です。私は、同時に鍼も打ちながら放電を促してもらっていました。受けた感じは、とにかく気持ちが良かったですが、体中がピリピリする感じがしました。

このＥＳＰ療法を受けた治療院は、たまたま鍼灸の本で見つけました。私が通っていた四谷の鍼灸学校の近くにあったので通いやすかったです。

肝心の慢性腎炎はといいますと、尿蛋白は１＋と２＋を行ったり来たり、自覚症状は少しだるいという感じでした。

今思い返してみても、どの治療法が良かったかはわかりませんが、だんだんと疲れなくなり、体が動くようになっていったことだけは確かです。しかし、尿蛋白の２＋は変わりませんでした。

## ついに慢性腎炎が治癒する

２年半通った鍼灸学校を卒業後（１９８９年）、クラスメイトの影響で整体の学校に行きました。

ここで私の慢性腎炎が治ることになったのです。

相変わらず3カ月に一度、河北総合病院へ検査通院をしていました。尿蛋白は2＋、たまに1＋という感じで安定していませんでした。

ところが整体学校に入り、他人と組んで整体技術の練習をしていくうちに、普段行ったことがない動きをしだしたために、体の歪みがとれて、体が柔らかくなっていきました。すると同時に、尿蛋白の数値も2＋から1＋、プラスマイナスゼロ、そしてマイナス、血尿もマイナスへと数値が移行していったのです。

このときどんな動きをしたかですが、患者さん役の人をまたいで両母指で背中を押す動作や患者さん役の人の傍で片膝立ちの姿勢で腕や足を引っ張る、押し込む動作などを行いました。

これを毎日繰り返すことにより、体の歪みがとれて体の柔軟性が上がったことで慢性腎炎が治っていったのです。

実は、もともと私は体が非常に硬かったのです。前屈しても床に指先がついたことはありませんでした。学生時代はテニスをしていましたが、いつも同じ動きをしていたせいか、以前にも増して体が硬くなり体がかなり歪んでいたようです。

体の中には蜘蛛の糸のような細い繊維が縦横無尽に張り巡らされています。それが束になったものが筋肉になります。同じ動作を繰り返すことで、体の中に何カ所も細い繊維のもつれができてしまうのです。そうすると体の中でもつれた繊維の引っ張り合いが起こり、体全体に歪みが起こるのです。体の歪みには見た目ではっきりとわかるものもありますが、体を動かしてみて初めて体が歪んでいることがわかることがあります。

試しに前後、左右、回旋の各動作をやってみてください。やりにくい動作が一つでもあると体は歪んでいます。私の場合、右肩が下がっているうえに、前後、左右、回旋のいずれの動作も体が硬くてできなかったのです。

それが、整体学校で整体技術を習得するために様々な体の動きをすることで、体の歪みがとれ、体が柔らかくなって、全身の血行が良くなり、体の自然治癒力が増すことになったのです。

腎臓を治すために、それまでいろいろな施術を受けてきましたが、運動療法を加えていたところはありませんでした。体の硬さと病気の関係は、科学的には証明されていないことかもしれませんが、体が硬いということは全身の血流が滞っている状態でもあります。全身に新鮮な血液が行き渡らなければ、体のどこかに悪くなる場所が現れます。そのため体の柔軟性を高め、血流を良くして、自己免疫力を高めることは大切だと思います。

そして、**体が柔らかくなったと感じ始めてから半年余りで、慢性腎炎は治って**しまったのです。

## なぜ慢性腎炎は治癒したのか

私は、「病気の根本原因は『食べ物』『ストレス』『体の歪み』と治療院に来る方に常々言っています。

私の慢性腎炎を治す過程では、お茶の水クリニック（のちに森下米寿庵に改称）で玄米雑穀と野菜小魚を主とした**食事療法**によって食生活を改善し、石塚治療室や鍼灸学校での民間療法や整体学校での技術練習により**体の歪み**がとれ、死を覚悟して人生はなるようになるという思いに至り**ストレス**をなくしたことで慢性腎炎を克服することができたのです。

今考えると、知らず知らずのうちに**「食べ物」「ストレス」「体の歪み」**を整えることを行っていたのです。

治癒することが困難と言われる**慢性腎炎**を、発病から7年かかりましたが自力で治すことができました。

私は、**慢性腎炎は治せる**ということを、同じような病気を抱えている人に声を大にして言いたい。なぜなら、医師からも治らないと匙を投げられた慢性腎炎を患った本人が、治ってしまったのですから。そして、この慢性腎炎が治ったという事実を多くの人に知ってもらうために治療師になりました。

この本は、病院で治すのが難しいと言われる慢性腎炎でも**「食べ物」「ストレス」「体の歪み」**を改善することにより、私のように自力で治せる可能性を高めるセルフケアの方法を紹介しています。

すべての人が私と同じように完治できるとは言い難いですが、少なくとも、私が行った治療法や食習慣や運動を参考にしていただければ、今より体の状態は改善されると信じています。

「信じる者は救われる」

奇跡を信じて。絶対に諦めないでください。

第2章

# 知っているようで知らない腎臓の話

## 腎臓の主な役割は「老廃物の排泄」

腎臓という臓器は、背中側の腰の少し上に左右2つある臓器です。西洋医学での腎臓の主な役目は、尿を作ることです。

腎臓の中には「糸球体《しきゅうたい》」という濾過《ろか》装置が多数入っていて、腎臓に送り込まれた血液を濾過して尿を作っています。

腎臓では一旦濾過したものを原尿といいますが、1日約200Lの原尿を作ります。そして必要なものは「尿細管」によって体に再吸収され、残りは老廃物となり尿として排出されます。

成人の1日の尿の量は、1Lから1・5Lと言われています。糸球体と尿細管を合わせて「ネフロン」(腎臓の基本的な機能単位)と呼びますが、腎臓の機能が低下すると、腎単位であるネフロンは、本来の働きである老廃物の排泄が十分にできなくなります。

また、腎臓には、尿を作る以外の働きもあります。

血圧の調整、赤血球を作る、体液やイオンバランスを調整する、ビタミンDを活性化して骨を丈夫にするなどの役目があります。そのため腎臓の機能が落ちると、これらの機能が十分に働かず、体全体の調子が悪くなってしまうのです。

## 「運動」も腎臓を弱らせる?

腎臓病（慢性腎炎）は自覚症状がまったくと言っていいほどありません。検診で尿蛋白や微小血尿が出て初めて発見されるのが一般的です。

第1章でもお話ししましたが、私の場合も最初は、足の指が痛いというだけで、自覚症状はまったくありませんでした。ただ、大学2年のときの健康診断で微小血尿（顕微鏡的血尿）が出て、体のどこかが悪いのだと思ってはいました。

当時、医師からは「様子を見ましょう」ということだったので、特に治療をしませんでした。微小血尿が出てから1年後に紫斑病が発症し、その後、慢性腎炎へと移行していったのです。

もともと、私は健康に自信があり、紫斑病と言われるまで健康診断で異常が出たことは、一度もありませんでした。運動も大学サークルでテニスを毎日やっていて、健康的な生活を送っていました。ところが、慢性腎炎になってしまったのです。

健康にいいと思っていたテニスが、実は私の慢性腎炎の原因となっていました。なぜかと言うと、毎日、テニスで同じ動きをしていたために体が歪んでしまったのです。体が歪んだことで知らぬ間に腎臓を弱らせ、紫斑病から最終的に腎臓病となってしまいました。

体にいいと思われている運動も、同じ動作ばかり繰り返して体を歪んだままにして、整体やマッサージなどの体の手入れを怠っていると、腎臓に悪影響を与える可能性があるのです。

## ほとんどの病気は腎臓が関係している

前述したように東洋医学では、病気の原因を「五臓」に求めます。五臓とは、肝、心、脾、肺、腎のことです。その中でも重要なのが腎、すなわち腎臓です。

東洋医学の腎は、西洋医学の腎臓とは少し違い、「先天の本」と呼ばれ、親からの精力が受け継がれた非常に重要な生命力の元と考えられています。そして、脳・脊髄・髪の毛・歯・骨・耳・鼻・喉・膀胱・生殖器・関節・肛門・血液などと深い関係があります。

腎臓が弱ってしまうと、脳梗塞、脳出血、脳腫瘍、発達障害、認知症、脱毛、白髪、歯が抜ける、骨《こつ》粗《そ》鬆症《しょうしょう》、耳鳴り、難聴、めまい、副鼻腔炎（蓄膿症）、鼻詰まり、喉の異物感、甲状腺の病気、頻尿、夜間頻尿、失禁、尿もれ、尿の勢い低下、便もれ、無月経、生理痛、子宮発育不全、不妊症、無精子症、インポテンツ、早漏、ヘバーデン結節、慢性腰痛などの各種関節痛、痛風、コレステロール値の異常などになってしまう可能性があります。

つまり、ほとんどの病気に腎臓は関係していると言っても過言ではありません。

それほど大事な臓器であるにもかかわらず、悪くなってからでないと気づかないのが腎臓障害の恐ろしいところです。

## 経絡《けいらく》上に緊張があると腎臓が弱りやすい

東洋医学では、病気になる前に体のあちこちに何らかの反応が出ます。それは体型の変化であったり、眠気やだるさなどの不調であったりします。

また、東洋医学の重要な概念の一つに「気血《きけつ》」があります。気血とは、一般的に生命エネルギーと理解され、そのエネルギーを全身に行き渡らせている通路が「経絡」です。

さらに、各経絡の要所には六臓六腑につながっている「経穴《ツボ》」があり、各臓器の反応が経穴に出る仕組みになっています。ですから腎臓が弱ると、腎臓の経絡の経穴に反応が現れるのです。

腎臓の経絡は足の裏から始まり、足の内側、腹部、胸骨の脇を通って喉まで走っています。腎臓以外の臓器が不調になった場合でも、その臓器につながる経絡上にある経穴の反応に刺激を与えてとり除いておけば、病気はある程度防げるということになります。

ちなみに、六臓六腑とは、肝臓、心臓、脾臓、肺臓、腎臓、心包《しんぽう》の六臓と、胆嚢、小腸、胃、大腸、膀胱、三焦《さんしょう》の六腑です。

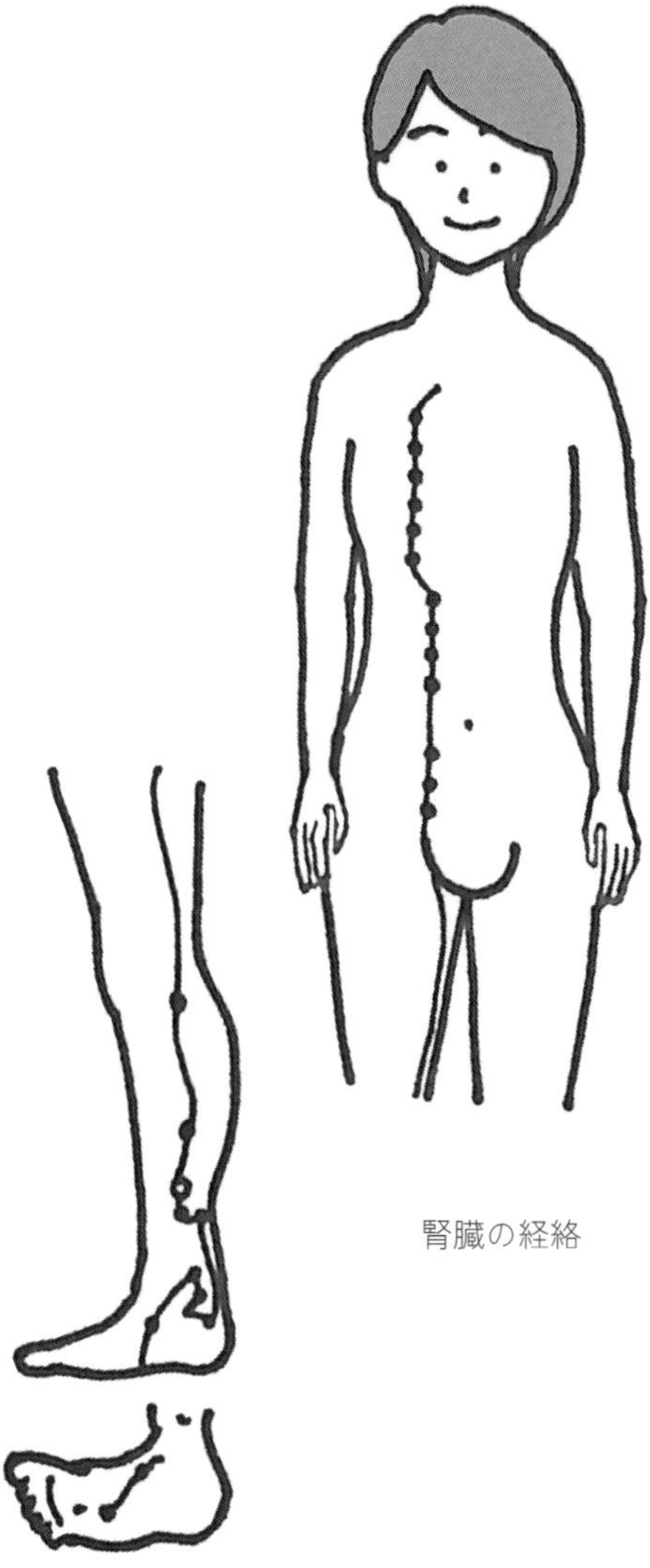

腎臓の経絡

また、体型で言うと、後ろに反っている人は腎臓に負担がかかっています。これも体型を修正すれば、腎臓の負担を抑えることができます。

## 「慢性腎臓病」の人は全国で1千330万人

私が慢性腎炎になったおよそ40年前は、腎臓病は糸球体腎炎、ネフローゼ症候群などの個別の病名で呼ばれていましたが、2020年に米国で腎臓病をひとまとめにすることが提唱され、「慢性腎臓病」(Chronic Kidney Disease) という言葉が生まれました。頭文字をとって「CKD」といいます。

慢性腎臓病の診断基準は、①尿検査、画像診断、血液検査、病理などで腎障害の存在が明らかであり、特に0・15g/gCr以上の尿蛋白(30㎎/gCr以上のアルブミン尿)がある。もしくは、②糸球体濾過量(GFR)〈60㎖/分/1・73㎡の①、②のいずれか、または両方が3カ月以上持続していることとされています。

腎臓は「沈黙の臓器」と言われ、相当悪くなってからでないと自覚症状が出ません。疲労感、倦怠感、だるさ、むくみ、夜間頻尿、頭痛、吐き気などが起こり、そこで初めて異常に気づく方も多いのです。

そのときには、慢性腎臓病がすでに進行している可能性があります。

慢性腎臓病の中で最も多いのは糖尿病が原因で起こる糖尿性腎症、次に多いのは高血圧が原因で起こる腎硬化症です。

腎機能が低下して慢性腎臓病になるのですが、その原因ははっきりとわかっていません。加齢によるもの、遺伝によるもの、薬の飲み過ぎ、生活習慣によるものなどが考えられます。

全国の慢性腎臓病の人は1千330万人（2005年）で、成人の8人に一人が慢性腎臓病ということになります（日本腎臓学会『エビデンスに基づくCKD診療ガイドライン2018』〈東京医学社〉より）。糖尿病の1千万人を超えているのです。

繰り返しお話ししますが、私は慢性腎臓病の多くは、「食べ物」「ストレス」「体の歪み」が原因ではないかと考えています。この3つを整えることが、慢性腎臓病の予防と改善につながると考えています。

## 腎臓を「休ませる」ことが長寿の秘訣

東洋医学では、腎臓は親からの精力を受け継ぐ場所であり、生命力と大きな関わりがある臓器と言われています。

したがって、腎臓が慢性的に疲れてしまうと、生命力が弱くなり、免疫力が落ちて病気になりやすい体になってしまいます。

腎臓は腰にある臓器なので、立っているだけでストレスを感じます。長時間の立ち仕事は、腎臓にとっては相当なストレスになります。立ち仕事の人は、必ず途中で休憩をとることをお勧めします。また、休憩をするときは、できるだけ横になりましょう。なぜなら、横になることによって腎臓の血流が良くなり、腎臓が休まるからです。

腎臓の疲れがとれると、体はまた元気になります。休憩時間も体を起こして腎臓にストレスを与える状態でいると、腎臓の疲れがとれず、次第に生命力が落ちていくことになります。したがって、立ち仕事の人は、横になって寝ることが腎**臓の疲れをとる一番いい方法なのです。**

また、腎臓を休めるには、**夜しっかりと寝ることが基本になります。**しかし、夜間に立ち仕事をしている人もいらっしゃるでしょう。そういう人は、相当なストレスが腎臓にかかっていて、そのために自分の生命力を削っていることを知っておいたほうがいいと思います。

腎臓は毎日２００Ｌの血液を濾過している働き者。しっかりと腎臓を休ませて**あげることが腎臓にとっても、体全体にとっても必要なのです。**

人によっては、横になるだけでは腎臓の疲れがとれない人もいます。腰が硬い人や胸郭の動きが鈍い人です。

腰が硬く胸郭の動きが鈍い人は、腎臓が自由に動くことができないので、それだけで腎臓がストレスを感じてしまいます。そうなると腎臓機能が低下していき、次第に腎臓が弱っていきます。

腎臓の疲れをとるには、食べ物やストレスにも気をつけなければなりません。後ほど詳しくお話ししますが、腎臓にとって良くない食べ物があるうえに、腎臓はストレスにも弱いので、生活習慣を改善することも大切です。

## 「睡眠」が十分にとれないと腎臓は弱くなる

睡眠には、レム睡眠とノンレム睡眠があります。

レム睡眠は、体は休まっていますが、脳は活発に働いている状態です。このときに記憶の整理がされていると言われています。ノンレム睡眠は、脳が休息に入ったときの眠りの状態です。

東洋医学で脳は腎臓と関わりが強いので、**脳が休まらないと、腎臓も休まりません。**

正常な睡眠では、レム睡眠とノンレム睡眠が交互に起こります。最初の入眠時はノンレム睡眠から始まり、明け方に向けてはレム睡眠が長くなり、起きる準備に入ります。このリズムが狂ってくると、寝た気がしなかったり、疲れがとれなかったりするのです。

通常、成人では6～7時間の睡眠が必要とされていますが、これだけの時間寝ても疲れがとれないのは腎臓が弱っているせいかもしれません。

また、夢や悪夢をよく見て疲れがとれない人もいますが、体の前に重心がきている、つまり腰椎1番に重心がきている人に多く起こる現象です。体の歪みが原因となっていることが多いです。

体の前重心を改善する簡単な方法としては、立った姿勢で片方の足で、もう片方の足の甲を踏むと重心は後ろ側に移ります。どこでもできるので、やってみてください。

## 春先は腎臓が疲れやすい

東洋医学では、春は肝臓の季節と言われ肝臓が活発に働きます。

暖かくなり血流が良くなり、肝臓の働きが活発になると肝臓に血が多くいき重くなり体の重心が前にきます。重心が前にくると前頭部が緊張し脳にスイッチが入りっぱなしの状態になるので、精神不安になりやすくなります。春先に精神が不安定になる人が増えるのはこのためです。

この症状を予防・改善するには前にきている重心を元に戻せばいいのです。前に重心がきている人は、足のつま先や足の甲の前方部分が緊張しているので、足の指を含めた足の甲の前方部分をもう一方の足で踏めばいいのです。重心が元に戻れば、脳のストレスも緩和します。

脳は東洋医学では、「腎は骨を主《つかさど》り、髄を生じ、脳に通じる」とあるように腎臓の支配下になります。腎臓と脳は血管によりつながっています。脳の疲れは腎臓の疲れにつながります。そういった理由で、春は腎臓が疲れやすい時期なのです。

## テレワークでも腎臓は弱くなる

２０１９年から始まった新型コロナウイルス感染症の蔓延により、企業ではテレワークが広がりました。

テレワークとは、自宅など会社以外の場所で仕事をすることです。一見通勤がなくなることで仕事効率がいいように思えますが、人によっては唯一の運動時間だった通勤がなくなることで、体に変調をきたすケースが出てきました。

主なものが腰痛です。家の中にいて、ほとんど動かない状態が続くと体が歪んでしまいます。テレワークでパソコンに朝から晩まで向かっていると、その皺寄せが腰に出る人が多いのです。

余談ですが、私自身、新型コロナウイルスの影響で患者さんが激減したためパソコン作業を行う時間が多くなり、脊柱管狭窄症《せきちゅうかんきょうさくしょう》になりました。

パソコン作業中に急に腰に鈍い痛みを感じ、体を起こすと痛みが走りました。腰を伸ばした状態だと痛くなるので寝ることもできませんでしたが、起きた状態で背中を丸めると痛みを感じません。

自転車に乗ることや、車の運転はできました。施術も背中を丸めて行うと痛みを感じなかったので、患者さんには私が腰痛だとは気づかれませんでした。

いい機会でしたので、いろいろ自分で施術してみたり、他の施術法やゴッドハンドと言われる先生の施術を受けてみたり、腰痛のセミナーなどにも出向いたりして治す方法を模索しました。その甲斐あって7カ月ほどで治りましたが、脊柱管狭窄症の辛さは身にしみてわかりました。


腰痛と腎臓は密接な関係にあります。腰の部分に腎臓がありますので、腰痛になると腎臓に負担がかかりますし、腎臓が弱ると腰痛にもなります。

立ったままの状態や座ったままの状態が長く続くと、腎臓はストレスを感じます。したがって、テレワークで長時間座っていると、腰痛になりやすくなります。

腰痛を未然に防ぐには、こまめに動くことです。休憩時間に、普段行わない動作をすると腰痛は予防できます。第4章で紹介する「歪みとり体操」をやってみてください。


さらに、テレワークで増えたのが肥満です。動かないで家にいるので、エネルギー消費が減り、しかもいつでも物が食べられる環境にあるため体重が増えて肥満となってしまった方が増えました。

体重の増加は腰にも負担がかかるので、腎臓を弱めてしまう原因ともなります。肥満防止や体重コントロール、気分転換の意味でも、1日1回は外に出て体を動かしましょう。

そして、テレワーク時に、お菓子など糖質を多く含んだ食べ物を摂取すると、血糖値のスパイク（食後に血糖値が急激に上昇と下降を繰り返す状態）が起こり、仕事中にもかかわらず眠くなってしまうので、お菓子の食べ過ぎには注意してください。

## 「冷え」と「過労」が腎臓には大敵

腎臓が弱る原因は様々ありますが、「冷え」と「過労」も腎臓の健康にとっては大敵です。

「冷え」が、なぜ腎臓を弱らせるのか？　東洋医学では「五行理論」というものがあり、その中で、腎臓には「**寒さ**」が配当されているからなのです。

季節で言うと、**冬が腎臓の季節**になります。そのため寒いところに行き、体が冷えて寒さを感じると腎臓が弱ってしまうのです。

西洋医学でも寒さで体が冷えると血流が悪くなると考えています。腎臓は血管が豊富な臓器なので、**血流が悪くなると腎臓の機能は低下して弱ってしまいます。**

腎臓への血流が良くなれば腎臓は元気になり、生命力も上がってきます。冬に使い捨てカイロで腰を温めると全身に血液が巡るようになり、体全体が温まります。

よく「使い捨てカイロはどこに貼ればいいですか?」と聞かれますが、背中の2カ所に貼ることをお勧めしています。

**肩甲骨の間と仙骨の少し上の部分です。肩甲骨の間の部分は胸椎7番にあたり、上半身の体温調節をする場所です。**

余談ですが、更年期障害で上半身ののぼせ、ほてり、発汗などの「ホットフラッシュ」が起きる人は、この部分が緊張しています。この部分の緊張をとり除くと症状は改善します。

もう1カ所、仙骨の少し上の部分は腰椎4番のところで、下半身の体温調節をする場所です。

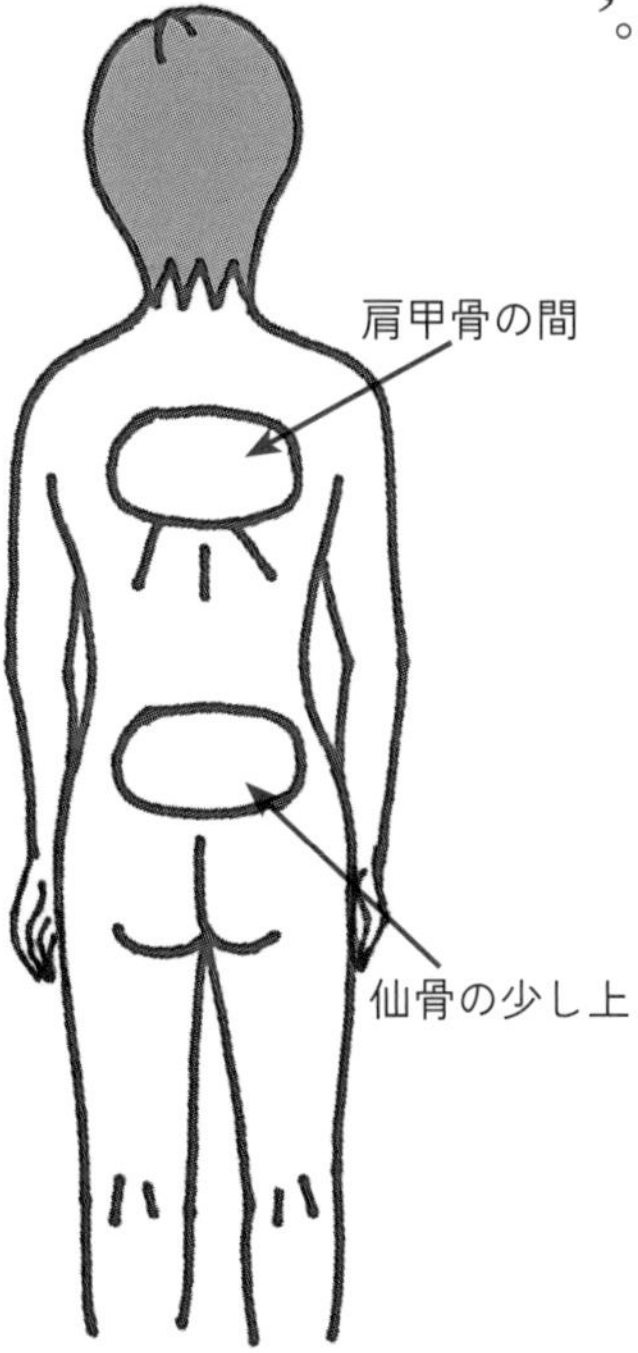


この2カ所に使い捨てカイロを貼ると、体全体の体温を調節できるようになり、冷え性は解消され腎臓の弱りも改善されます。

次に、腎臓を弱らせる「過労」はなぜ起こるのでしょうか。「過労」とは、体や精神を使い過ぎて、その結果疲労が溜まることをいいます。

前にもお話ししたように、腎臓は体を起こした状態、つまり立っているだけでもストレスを感じ、疲れます。この立っている状態が慢性化すると過労になるのです。

人間以外の多くの動物は四足歩行です。これは内臓がリラックスしている形です。でも人間は、立って歩いているので、いつも内臓にストレスをかけてしまっています。そのストレスをとるために、横になる必要があるのです。立ち仕事をしている人に、休憩時間に横になることをお勧めするのはそのためです。体を横にすると腎臓の血流が良くなり、腎臓の機能は復活するのです。

さらに、腎臓の疲れのもう一つの原因は、「セックスのやり過ぎ」です。東洋医学では「房事過多《ぼうじかた》（房労《ぼうろう》）」といいます。

昔は、今のように娯楽が多くなかったので、日が沈むと色欲に走り房事過多になる人が多くいました。それが原因で病気になる人が多くいたのです。

精力の源は腎臓なので、房事過多になると腎臓が弱って、その結果いろいろな病気になる可能性が高まります。房事はほどほどにするようにお願いします。

## 高血圧でも「塩分制限」しなくていい!?

西洋医学では、高血圧を次のように大きく2つに分けています。

血圧が高くなる原因は、アルコール、喫煙、生活習慣、環境、ストレス、肥満、過労、加齢、運動不足、塩分過多などが考えられますが、「これが原因」と特定できないことがほとんどです。原因を特定できない高血圧を「本態性高血圧」と呼びます。

これとは別に、原因がはっきりしている高血圧を「二次性高血圧」といいます。これには慢性腎臓病や内分泌の異常、薬剤によるものがあります。

私は、高血圧も腎臓の弱りが根本原因だと考えています。

高血圧と言えば、必ずと言っていいほど出てくるのが塩分の問題です。

今では、「血圧が高い人は減塩しましょう」というのが当たり前になっています。

また、特に高齢者の方は減塩しなければいけないと言われています。

ところが最近では、「高血圧でも塩分制限をしなくていい人が何割かいる」ということが言われ始めています。これは、疫学データが根拠となりました。

つまり、「高血圧で塩分制限指導をされていない人の中に、指導をされている人よりも予後が良かった人がいた」のです。

人は、血管内の圧力を一定に保つことにより血管内の水分バランスをとっています。この圧力のことを浸透圧といいます。

浸透圧を一定に保つには、塩分すなわちＮａ（ナトリウム）が必要なのですが、血管内のＮａ濃度が高くなると、血管内の浸透圧が高くなり、水分を血管内に引き込んでしまい、血管の圧力が高くなって血圧が上昇するのです。

ところが塩分を摂っても、Ｎａをすぐに排泄できる人とそうでない人がいることがわかってきています。塩分を過剰摂取すると血圧が上がりやすい人は、食塩感受性が高いということになります。

日本人では高血圧の人のおよそ４割の方は食塩感受性が高いと言われているので、高血圧の人の６割は、塩分制限は必要ないということになります。

東洋医学では「五味【甘い、辛い、苦い、酸っぱい、鹹（塩辛い）】」といって、味の違いを5つに分けますが、腎臓を養うのは鹹（塩辛い）になります。

つまり、塩分が腎臓を養うので、塩分が足りなくなると腎臓は弱ってしまいます。腎臓にとっては、塩分はしっかり摂ることが大切です。ただし、塩分を摂るときは、ミネラルたっぷりの「自然塩」にしましょう。

塩分を摂ることに抵抗がある人は、カリウム豊富なサラダや野菜を多めに摂ることをお勧めします。

## 「深呼吸」で腎臓を元気にする

「深呼吸」も腎臓を元気にする一つの方法になります。

深呼吸は読んで字の如しで、最初に深く息を吐いて、その後深く息を吸うのを繰り返すことです。

簡単なことですが、多くの人はやっていませんし、できていません。また、息を止めながらパソコン操作、スマートフォン操作、テレワークをしている人がほとんどのようです。

人間はストレスを感じると、よく息を止めます。絶えず緊張を強いられる場所にいる人は、常に息を止めている状態になっている可能性があります。試しに今、深呼吸をやってみてください。口から息を深く吐いて、その後、鼻からゆっくり息を吸ってみてください。おそらく、ほとんどの人は、息を深く吸えないと思います。なぜなら、胸郭が硬くなっているからです。

**胸郭が硬い人は胸腰系《きょうようけい》（胸と腰の神経）が緊張しているので、交感神経が優位になっています。**

つまり、「いつも緊張している」ということになります。

また、胸郭の中には内臓が入っています。胸郭が硬い人は、内臓が自由に動けずにストレスを感じてしまいます。当然、**腎臓もストレスを感じて弱ってしまう**のです。

深呼吸がうまくできないときには、次に紹介する「効果的な深呼吸のやり方」

を試してみてください。そして、腎臓を元気にするために、深呼吸を毎日行いましょう。

【効果的な深呼吸のやり方】

①普通に口から息を吐き切り、そして鼻から息を吸います。これを数回します。

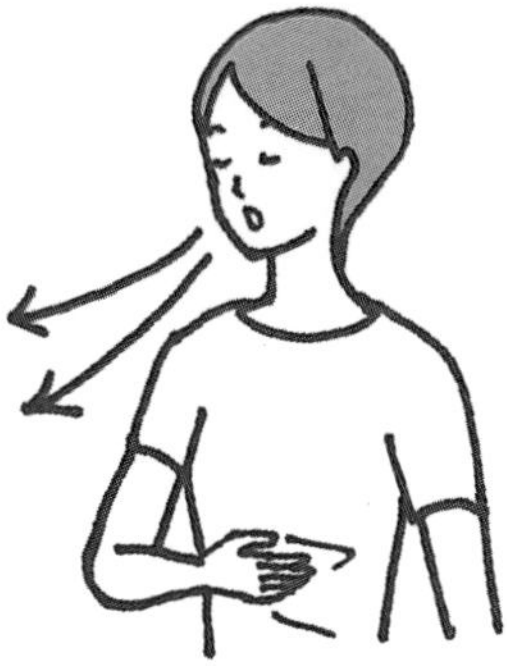

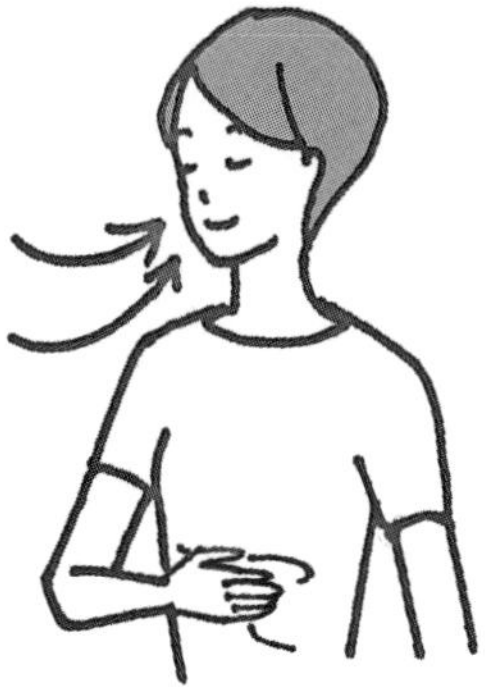

②次に体を右に捻りながら、口から息を吐き切り、そして鼻から息を吸います。

③右捻りが終わったら、今度は体を左に捻りながら、口から息を吐き切り、そして鼻から息を吸います。

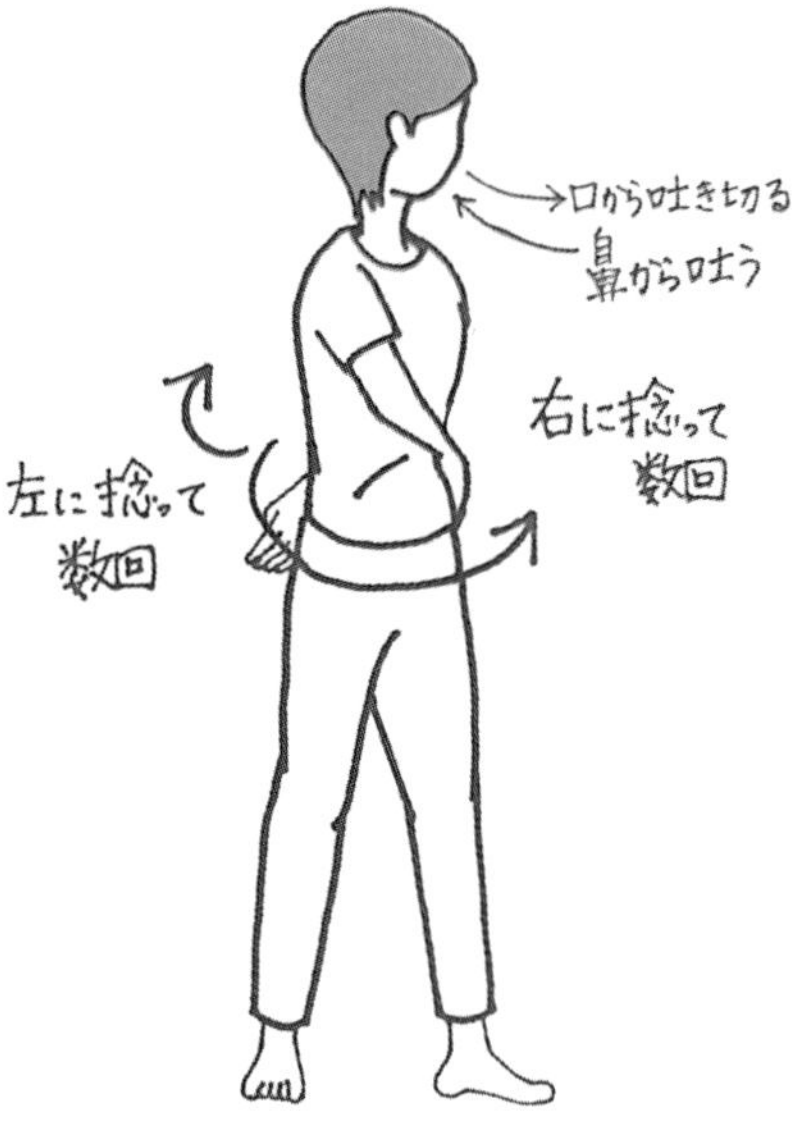

④体の捻りが終わったら、次は体を右に傾けながら、口から息を吐き切り、そして鼻から息を吸います。

⑤最後に体を左に傾けながら、口から息を吐き切り、そして鼻から息を吸います。

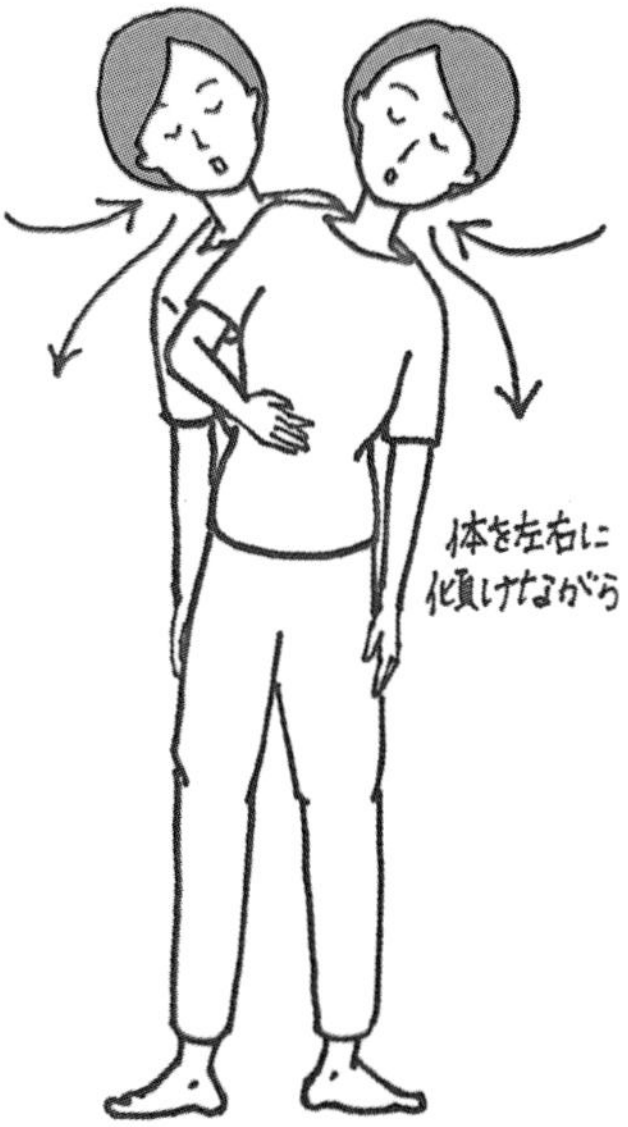

体勢をいろいろ変化させて深呼吸を行うと、胸郭の緊張がとれて呼吸が楽になるばかりでなく、胸郭が柔軟性をとり戻し、胸郭の中の臓器にも動きが出てきて、個々の臓器本来の働きができるようになります。

そして、腎臓も元気になるのです。腎臓が元気になると、様々な病気の予防・改善につながります。

第3章

# 腎臓を健康にする食生活

この章では、日々の生活の中で、知らず知らずのうちに摂っている食べ物・飲み物が、いかに腎臓に悪影響を与えているかを具体的に見ていきたいと思います。
また、高血圧や糖尿病などのために毎日飲んでいる薬（西洋薬）が、腎臓の健康を損ねていることについても見ていきます。

## 「水分不足」は腎臓を弱らせ、様々な病気の引き金になる！

体内の水分量は成人男性の体重の60％を占めており、体にとっては非常に重要な役割を担っています。その役割は、体の各臓器に栄養分を運ぶ、老廃物を外に出す、体を保温し体温の調節をする、衝撃から体を守る、など多岐にわたっています。

**体内の水分量が不足すると、血液はドロドロの状態になります。**そうなると、血流が悪くなり、細胞への水分供給が不足し、脱水状態となり各臓器はうまく働けなくなります。

また、水分不足で、消化管の血流が悪化すると、消化吸収がスムーズにできなくなります。

厚生労働省によると、健康な成人の場合、体重１kgにつき約35㎖が１日に必要な水分量とされています。

体重が50kgの人は約１・７Ｌ、60kgの人は約２・１Ｌ、70kgの人は約２・４Ｌが、１日に必要とされている水分量となります。

たとえば、体重70kgの人の必要水分量の内訳は、食事から摂り入れる水分がおよそ８００㎖～１Ｌ、代謝水（栄養素が体内で燃焼するときにできる水）が３００㎖と飲料として口から摂り入れる水が約１・２Ｌです。単純に考えると、１日３食として、１回の食事でコップ２杯（約４００㎖）の水分を摂ると１日の必要量に達します。

その一方で、１日に体内から排出する水分があります。尿から１・５Ｌ、便から１００㎖、呼吸と汗で９００㎖の合計約２・５Ｌの水分が毎日体から出ていきます。

体は自分で体内の水分量をコントロールしています。外から入ってくる水分が少ないと、外に出る水分も少なくなります。そのため、お酒（アルコール）を飲む人は、気をつけないといけません。アルコールには利尿作用があるので、余分に水分を摂り入れる必要があるのです。

ビールを1L（中瓶2本）飲むと、1・1Lの尿が出てしまいます。お酒を飲むときに、水も一緒に飲まないと脱水状態になります。

アルコールもそうですが、カフェインにも利尿作用があるので、コーヒー、紅茶、緑茶などカフェインの入った飲料を飲んだときにも、水分補給に気をつけてください。

水分が不足すると、スポーツ中の熱中症や中高年に多い脳梗塞、心筋梗塞のリスクが高まりますので、日頃から水分摂取には細心の注意を払ってください。

水分を司っている臓器は腎臓になります。水分不足は腎臓を弱め、毒素の排出ができなくなってしまい、様々な腎臓の病気を引き起こすリスクが高まります。

## 「高血圧には塩分控えめ」はウソ!?

医師から、「塩分は、高齢者はあまり摂ってはいけない」「減塩しないと血圧が上がってしまう」と言われたことはありませんか。

テレビや雑誌の健康特集でも塩分を悪者扱いすることが多いのですが、実は体になくてはならないものなのです。

塩分の中の「ナトリウム」の働きは多岐にわたっています。ナトリウムは、細胞内外の浸透圧および、酸と塩基の平衡を保ち（浸透圧を保つことにより、細胞内に栄養を摂り入れます。また酸性とアルカリ性のバランスを保つ働きで、細胞内液と外液のｐＨを正常に保っています）、神経の情報伝達、栄養吸収、栄養輸送、筋肉の収縮、胃酸など消化液の材料、体内の水分量の調整、血圧の調整などを行っています。

ナトリウムは小腸で吸収され、腎臓で尿として排出されます。ナトリウムの量は、腎臓での再吸収によって調節されています。

塩分は体全体の水分の調節をしているので、多くても良くありませんが、少な過ぎても体の調子を崩してしまうのです。

一般的に「塩分を摂り過ぎると血圧が上がるので、特に血圧が高くなりやすい高齢者は気をつけなければいけない」と言われていますが、最近ではそうでもないことがわかってきています。

これは、「食塩に対する感受性のあるなし」で判断されています。つまり、食塩の量によって血圧が上下する人は食塩感受性がある人で、そうでない人は食塩非感受性ということになります。

69ページの「高血圧でも『塩分制限』しなくていい⁉」でも書きましたが、高血圧に対して減塩が効果的な人は日本人全体の4割程度で、残り6割の人は高血圧に塩分は影響しないということです。

塩分を気にし過ぎて減塩を行うと、かえって体の水分量や血圧の調整機能を狂わせるので、過度な減塩には気をつけましょう。

## 「高齢者の毎日の飲酒」は免疫力を低下させる！

ストレスを軽減してくれる毎日の晩酌が習慣となっている方や、仲間との会食で飲むお酒は楽しいし、気分を良くしてくれると考えている方は多いと思います。しかし、お酒（アルコール）は、必ずしも腎臓にいい飲み物ではありませんし、アルコールには利尿作用がありますから腎臓を酷使することになります。

また、お酒を飲んでいるときはそれほど気になりませんが、飲んだ後、体が冷えてくるので全身の血液循環が悪くなり、体が硬くなる人もいます。

アルコールの利尿作用により腎臓を酷使しているため、お酒を飲んだ翌日は体がだるい、重い状態になるのは皆さん経験したことがあると思います。お酒を毎日飲むことで、毎日疲れた状態で過ごしていると、いつか体を壊すのは当たり前と言えば当たり前です。

さらに、アルコールは免疫力も弱めてしまいます。皮膚や粘膜は繊毛《せんもう》組織や絨《じゅう》毛《もう》組織、そして脂質などで細菌の侵入を防いでいますが、アルコールが体に入ると、その刺激により繊毛組織や絨毛組織が傷つきます。もちろん修復はするのですが、お酒を飲む頻度が増えると、体の防御能力が低下し、免疫力も次第に落ちていきます。

免疫力は、何もしなければ歳をとればとるほど落ちてしまいます。そのため、高齢者の方は飲酒に気をつけましょう。よく「休肝日を設けましょう」と言われますが、肝臓だけでなく、腎臓も休めることができるので、毎日お酒を飲んでいる人は、お酒を飲まない日を週に1、2日作ることをお勧めします。

## コーヒーの飲み過ぎは要注意！

何年か前の全国紙に、「朝一杯のコーヒーは体を冷やす」という記事がありました。

コーヒーには「カフェイン」が入っています。カフェインには、いろいろな副作用があります。カフェインは交感神経を緊張させるので全身の血流が悪くなり、このために体が冷えてしまいます。

その新聞記事では「朝はコーヒーではなく、野菜スープなどがいいですよ」と書かれていました。

また、カフェインは脳の血流に必要な「アデノシン」という生体成分を抑制してしまいます。アデノシンには脳内で眠気を作ったり、神経を鎮静させたりする作用があります。

ところがカフェインは、それをブロックしてしまいます。そのため眠気がなくなったり、神経が興奮したりしてしまうのです。カフェインを摂り過ぎると、興奮や不安など精神状態に異常が起きてしまいます。

コーヒーを飲むと胃の調子が悪くなる人、下痢や嘔吐をする人もいます。これはカフェインには胃酸の分泌を促す働きがあり、コーヒーの飲み過ぎで胃酸過多になってしまうからです。

私の整体院では腎臓強化を最優先にしているため、人によってはコーヒーを一旦やめてもらうことを提案しています。

ところが、コーヒーを毎日飲んでいる人が飲むのをやめると離脱症状が出る場合があります。一番多いのは頭痛、そして眠気、吐き気、不快な気分などです。これらの症状が出る人は、カフェイン依存症です。

麻薬と違ってカフェイン依存症は、短期間（1～2週間）で離脱症状から抜け出せるので、体の調子が悪い人はこの機会にカフェインを抜いてみましょう。

また、お母さんが妊娠中や授乳中にコーヒーを飲み過ぎると、コーヒーに含まれるカフェインの影響で赤ちゃんが低体重になったり、将来健康を害する可能性があるとも言われていますので、飲み過ぎには気をつけたいものです。

テレビなどではコーヒーを飲むと、がんにかかるリスクが減ると言われていて、それを信じて苦手なのに無理して飲んでいる人がときどきいますが、無理に飲むと逆にストレスを感じる原因ともなり健康を害してしまいます。

以前、私がアメリカで手技療法の普及活動をＮＤ(Naturopathic Doctor　自然療法医師）に指導していたとき、現地のカルテを見せていただいたことがありました。そのカルテにはコーヒーの項目がありました。

日本の医師でコーヒーが健康に影響を及ぼしていると言う人はあまりいないかもしれませんが、米国ではコーヒーの項目がカルテにあり、それが病気に影響している可能性もあると考えられているのです。

前述したようにカフェインには利尿作用をはじめ様々な副作用があり、カフェインを含んだ飲み物を多量に飲むと腎臓を疲れさせる原因にもなるので、飲み過ぎにはくれぐれも気をつけましょう。

また、コーヒーだけでなく、私たちがよく飲む紅茶や緑茶にも要注意です。

紅茶にはシュウ酸が入っています。アメリカからの報告ではアイスティーの飲み過ぎで腎不全になった人がいます。シュウ酸結節が腎臓にできていたそうです。アフタヌーンティーも流行っていますが、飲み過ぎには注意が必要です。

緑茶には抗菌作用のあるカテキンが入っていますが、カフェインも入っています。緑茶は日本のものだから体にいいと思っている人は多いですが、カフェインも入っているので、飲み過ぎると腎臓を弱めてしまいます。

どうしても量を多く飲みたい場合は、薄めで飲むことをお勧めします。

## 「人工甘味料」は腎臓を弱らせ糖尿病を引き起こす!?

「人工甘味料」が入っているゼロカロリー飲料や食品は巷に溢れています。カロリーゼロと聞くと体にいいと思って、積極的にゼロカロリー商品を購入している方もいらっしゃると思いますが、果たして人体に影響を及ぼさないのでしょうか。

人工甘味料は、甘いのにカロリーがないので、糖尿病になるリスクがあると言われています。人工甘味料は血糖値を上げることはないのですが、腸内細菌叢《そう》に異常を起こさせて、「耐糖能《たいとうのう》」に異常をきたすことがわかってきています。

耐糖能とは、インスリンが血液中のブドウ糖を細胞に摂り込む能力のことですが、これが異常になるということは、インスリンの感受性が悪くなることを意味します。そのままの状態が続くと膵臓のインスリン分泌機能が低下して、2型糖尿病を引き起こすと言われています。

また、人工甘味料は、脳の錯覚を起こさせると言われています。

通常、甘味成分が体に入ると血糖値が上がりますが、人工甘味料は血糖値が上がりません。そのために脳は、糖分が足らないと感じて食べ過ぎてしまうのです。ある調査によると、人工甘味料入りダイエット飲料を週に１杯（２３７㎖）以上飲む人は、飲まない人に比べて１・７倍糖尿病リスクが高いという報告もあります。

糖尿病の先にあるのは腎臓病です。人工透析を受けている人の多くは、糖尿病患者です。

## 「甘いもの」を食べたら有酸素運動を

甘いものというのは甘さを感じる食べ物・飲み物のことですが、ズバリ「糖質」と言っていいでしょう。糖質は分解されてブドウ糖となり、体のエネルギー源となりますが、過剰に摂り過ぎると体に異変を生じさせます。

糖質を摂り過ぎると血糖値が上がります。通常はインスリンの働きで血糖値は下がりますが、高血糖の状態が続くと、糖尿病、心臓疾患、高血圧、脳血管障害などの生活習慣病へと移行してしまいます。また余った糖質は脂肪という形で体に保存されるので、肥満の原因ともなります。

そして最近では「糖化」が問題視されています。糖化とは糖質とタンパク質が体の中で結合して、それが劣化する現象のことで、最終的にAGEs（Advanced Glycation Endproducts 終末糖化産物）、いわゆる「こげ」が体のあちこちにこびりつきます。

血管の中でも糖化が起こるので、血管の豊富な腎臓も相当なダメージを受けます。またAGEsの蓄積は体の不調を誘発し、全身の老化を早め、生活習慣病や3型糖尿病のアルツハイマー型認知症の大きな原因となっています。

また、果物にも「果糖」（フルクトース）が入っています。果糖は、肝臓でブドウ糖（グルコース）と中性脂肪に変換されます。前者はエネルギー源として使われますが、後者は脂肪として体に蓄積されます。

果糖が問題なのは、食欲を抑える「レプチン」が影響を受けないことです。食べても満腹にならず、そのために食べ過ぎてしまう人がたくさんいます。果糖は肝臓で中性脂肪に変わりやすいので、血中の中性脂肪値が高くなり、脂肪肝の原因となります。お酒（アルコール）を飲まない人でも脂肪肝になる人は、糖質の摂り過ぎか、果物の摂り過ぎということになります。

しかも果糖は糖化を起こしやすく、ブドウ糖の10倍と言われています。老化も早まり、シミ、シワ、抜け毛が増え白内障にもなりやすくなります。果物の食べ過ぎには気をつけましょう。

「甘いもの」の摂り過ぎは糖化を招き、それが進むとAGEsが体のあちこちにこびりつき、がん、糖尿病、高血圧などの生活習慣病になりますが、それを防ぐ方法があります。

運動して水を多く飲むことです。

運動にもいろいろありますが、私がお勧めしているのが「有酸素運動」です。

有酸素運動とは、ウォーキング、ジョギング、エアロビクス、サイクリング、水泳など長時間継続して行える運動を指します。筋肉を収縮させるためのエネルギー源は、酸素を使って脂肪を燃焼させることによって得ています。

甘いもの（糖質）は、分解過程で「グリコーゲン」として肝臓や骨格筋に貯蔵されます。余りは中性脂肪として貯蔵されます。そして過剰に摂り過ぎた場合は、タンパク質と結合して糖化を起こしてしまうのです。


一般的に運動する場合は、グリコーゲンがエネルギー源になりますが、すぐに枯渇してしまうので長時間使うことができないのです。

そこで体は、脂肪を分解してエネルギー源を得る方法に切り替えます。脂肪を分解するには大量の酸素が必要になります。酸素を摂り入れながら脂肪を分解するシステム、これが有酸素運動なのです。

また**有酸素運動は脂肪を燃焼させるだけではなく心肺機能の向上も促進するの**で、**有益な運動**となります。

一番手軽にできる有酸素運動は、**踏み台昇降運動やスロージョギング**です。

スロージョギングは、その場で足踏みすることです。雨の日でも家の中でできます。しかも体全体の血液循環が良くなり、糖化も防ぐことができます。

## 疲れの原因は「パン食」だった!?

パンを食べると体がだるくなったり、お腹が張ったりする人がいます。これは、パンの原料である小麦の中に入っている「グルテン」の影響です。パンの他に、私たちに馴染みのある小麦から作られている食べ物に、ラーメン、うどん、パスタ、お好み焼き、たこ焼きなどがあります。

グルテンは消化されにくいタンパク質で、便として排出されにくく、腸の粘膜に張り付いて異物となってしまいます。そのため腸粘膜が弱くなり、免疫力が下がり、体調を崩してしまうのです。

さらに各関節の痛み、湿疹、発疹、頭痛、めまい、便秘、下痢、腹痛、だるさ、倦怠感、集中力低下などの症状が出ることがあります。

余談ですが、パンが原因で指の調子が悪くなる人もいます。グルテンは、腱鞘炎やヘバーデン結節の原因の一つであることが当院での臨床経験からもわかっています（拙著『ヘバーデン結節の8割は食事でよくなる！』青春出版社）。

また、リーキーガット症候群（腸のバリア機能が壊れ、体に有害な物質が体内に入り込むことによって起こる様々な症状）の原因ともなっています。グルテンが腸に入ると、腸内細菌の働きでゾヌリン（腸壁細胞の間に存在するタンパク質）というものができます。このゾヌリンが腸内の絨毛組織の結合を弱めてしまうのです。

これらを改善するには、まずは小麦製品に含まれているグルテンを体に入れないことが先決となります。体の調子が悪い人は、一度、小麦粉のパンをやめてみてはいかがでしょうか。最近はグルテンフリーの商品やそれをとり扱うお店も増えていますので、活用することをお勧めします。

## 「乳製品」の落とし穴

乳製品は栄養豊富で、牛乳などは学校給食にも採用されている優良食品というイメージがあります。

ところが、牛乳を飲むとお腹が痛くなり、下してしまう人もいます。この症状を「**乳糖不耐症**」といいます。

牛乳に含まれる「乳糖（ラクトース）」を分解するためには、「ラクターゼ」という消化酵素が必要です。

赤ちゃんのときには、このラクターゼを体の中で作っているのですが、成長するにつれ生産は減少していきます。そのため、牛乳を飲むと乳糖を消化・吸収できなくなり、お腹を壊してしまうのです。特に、日本人を含むアジア人はそうです。

一方白人は、大人になってもラクターゼをアジア人に比べて多く生産することができるので、白人社会では乳製品の料理が多いと言われています。

牛乳が苦手であるもう一つの原因は、人間と牛が持つタンパク質の違いです。牛はカゼイン蛋白、人はラクトアルブミンで、タンパク質の違いにより消化できないので、アレルギー現象を起こしてしまうのです。

ヨーグルトも、人によっては牛乳を摂ったときと同じような症状を起こす人もいます。

人間と違うタンパク質から作られた牛乳・乳製品は、それだけで腎臓に負担をかけていますから、摂り過ぎには注意してください。

## 「超加工食品」は健康に良くない!?

米国糖尿病学会（ADA）によると、超加工食品とは「糖分や塩分、脂肪を多く含む加工済みの食品。硬化油、添加糖、香味料、乳化剤、保存料など添加物を加え、工業的な過程を経て作られる、常温で保存できたり、日持ちを良くしてある食品」のことです。

超加工食品はハム、ベーコン、ソーセージ、ポテトチップスなどのスナック菓子、菓子パン、カップ麺、インスタント食品、ケーキ、クッキー、ピザ、ホットドッグ、ビスケット、パイ、アイスクリーム、ドーナツ、マフィン、ミートボール、チキンナゲット、ミルクシェイク、カスタード、清涼飲料水、炭酸飲料などがあります。

**超加工食品の多くはカロリーが高く、塩分、脂肪も多く含まれているので、生活習慣病である高血圧、糖尿病、肥満、がんになるリスクも高くなります。**

さらに、糖尿病の延長線上にあると言われている認知症リスクも高くなるとの報告も出ています。

また、世界保健機関（WHO）の専門組織である国際がん研究機関（IARC）は、ハム、ベーコン、ソーセージなどの加工肉を「人に対して発がん性がある」と指定して、赤肉も「おそらく発がん性がある」と分類しています。

これには合成保存料、発色剤として使われている亜硝酸ナトリウム、硝酸カリウム、硝酸ナトリウムが関係しています。

なぜかと言うと、肉や魚などを食べると、消化過程で「アミン」という物質ができますが、このアミンと亜硝酸が結合すると「ニトロソアミンという発がん物質」に変わるからです。

「加工肉を毎日食べていると大腸がんになりやすい」という報告もきているので、気をつけたいものです。

ニトロソアミンの害を少なくするには、「ビタミンC」が有効です。ビタミンCの入った食品を多く摂ると発がん作用が減るので、ビタミンCの入った食品を日頃から多く摂るようにしましょう。

## 「良質な脂」を摂り、エネルギーとして使える体作りが大事

89ページの『「甘いもの」を食べたら有酸素運動を』で、糖質や糖化による体への悪影響についてお話ししました。

現代栄養学では、主に「糖質」主体のエネルギー供給を行っていますが、消費されない糖質は脂肪に変わり体に蓄積され、様々な病気のもととなっています。

体に脂肪が蓄積しないようにするには、一言で言えば、「脂肪」を燃焼させる機能を体の中で発揮させればいいのです。もともと人間は、脂肪を燃焼させてそれ

をエネルギーに変える機能を持っています。

良質な脂を体に摂り入れて、それを燃焼させてエネルギーに変えるサイクルを作れば、糖化を防ぐことができ、健康な体になれるのです。

良質な脂とは、エキストラバージンオリーブオイル、アマニオイル、エゴマオイル、ココナッツオイル、ＭＣＴオイル、オメガ３、グラスフェッドバターなどです。

## 「長期間の服薬」は腎臓にダメージを与える

腎臓は、血液を濾過して余分な水分、ミネラル、老廃物を体外に排出しますが、薬も腎臓を通して排出されます。私たちが病院から処方される薬（西洋薬）は、人工的に化学合成された物質がほとんどですから、同じ薬を長い期間飲んでいれば、体にいい影響はありません。

「同じ薬を長期間飲んでいると肝臓が悪くなる」ということはよく聞きます。私自身も腎臓病で闘病中に同じ薬を長期間飲んでいたために、薬物性肝炎になったことがあります。

そして、最近では「腎機能も薬で影響を受ける」ことがわかってきています。どんな薬も腎臓を通して体外に排出されるので、多かれ少なかれ腎臓に影響を与えてしまうのです。

特に腎臓に影響を与える薬は、非ステロイド系抗炎症薬（NSAIDs）、抗がん剤、抗菌薬（抗生物質）、造影剤です。

その中でも一番影響があると言われているのが、非ステロイド系抗炎症薬です。これは何かと言うとアスピリンやロキソニンなどです。安易に長期間摂り続けると薬剤性腎障害になる恐れがありますので、長期間同じ薬を服用する場合は医療従事者にご相談ください。

## 「サプリメント」を摂る前にやること

よく「腎臓に効くサプリメントは何がありますか？」という質問をいただきま

す。私の基本的な考え方は、「腎臓を疲れさせていることは何なのか、その原因を突き止めて、まずはそれを改善する」です。

腎臓が疲れる根本原因は、「食べ物」「ストレス」「体の歪み」にあると私は考えているので、患者さんとのカウンセリングでは、最初にこの３つのどれが腎臓を疲れさせている原因なのかを特定するようにしています。

ほとんどの人がこの３つとも乱れていますが、やはり腎臓を疲れさせる原因の一番は、「食べ物・飲み物」です。体を作るのは食べ物なので、腎臓を弱めるものを毎日食べ続けていると次第に体は弱ってきます。

**体の調子が悪い人は、この章で紹介している食べ物・飲み物を一旦やめてみる**ことをお勧めします。それだけでも体調は戻ってきます。

それでも今ひとつ調子が戻らない人には、「マルチビタミン」や「オメガ3」などのサプリメントを飲むことをお勧めします。

また特に腎臓を強化したい人には、栄養価の高いスーパーフードと呼ばれている「**モリンガ**」を摂ることをお勧めします。モリンガは効能事例が多く、様々な症状が改善したとの報告も多数あるサプリメントです。

ここまで、腎臓を弱くする食べ物・飲み物などについてお話ししてきましたが、最後に腎臓に影響を与える「ストレス」について、お話をしたいと思います。

## 「ストレス」と脳

自分が感じるストレスは、他人にはわからないものです。同じ状況下でもストレスを感じる人と感じない人がいます。その違いの原因は何でしょうか。

大脳生理学によるとストレスは、「左右の脳の活動状況の違いにより起こる」とされています。

ストレス状態の脳は、左脳・右脳のどちらかが優位に働いている状態なのです。

一般的にストレスは、左脳優位の状態で起こります。

左脳が優位に働いていると、一つのことしか考えられなくなり、他のことが考えられない状態になります。

これに対して、状態としては少ないですが、右脳が優位に働くストレスは、自分がストレス状態にあるとは感じていません。たとえば、午前中は明るく元気だったのに、午後は理由もなく急に落ち込んだりするようなことがあったら、それはストレス状態にあるということなのです。自分では気づいていませんが、周りから見るとちょっと変わった行動をしているのでわかるのです。

ストレスになる原因は必ずあります。しかし、ストレス状態になっていると、その原因を突き止めて解決することは難しいのが現実です。

それでは、どうすればいいのでしょうか。

ストレスを感じたときに、左右両方の脳をバランス良く働かせるような動作を行えば、それを解消することができます。

私がお勧めするのが、「おでこ」に両手を置く方法です。夜寝る前やストレスを感じたときにやってみてください。気分が楽になります。

【「おでこ」に両手を置く方法】

①あおむけに寝た状態で、「おでこ」に両手を置いてください。

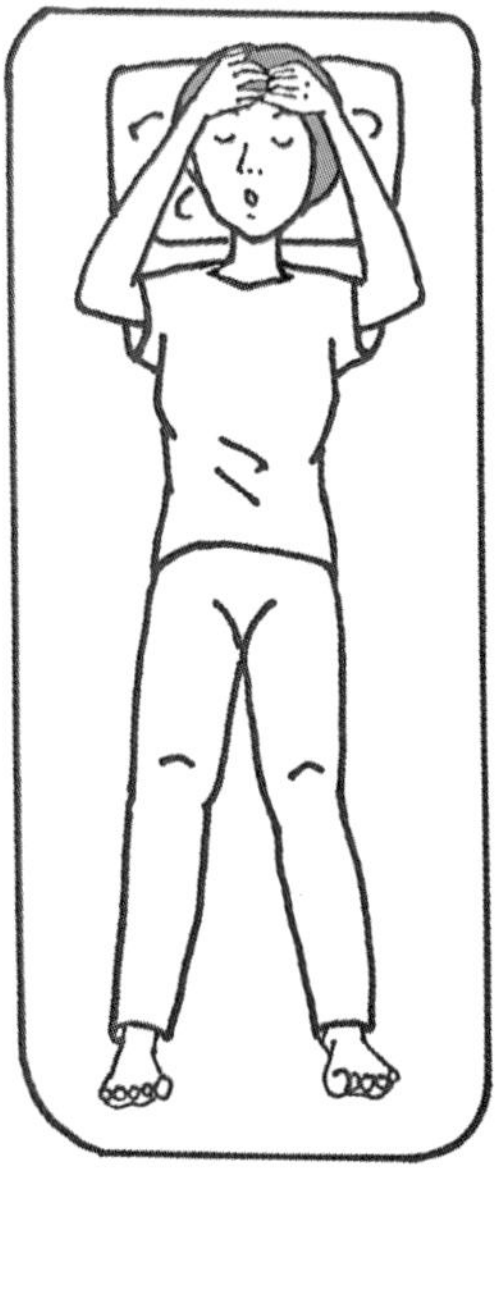

おでこに両手を置くと、左右の脳のエネルギー状態が整います。左右の脳の活動が同じになるのです。

②おでこに両手を置くのが嫌な人は、「鳩《みぞ》尾《おち》」または「恥骨結合部」に置いても同じ効果があります。

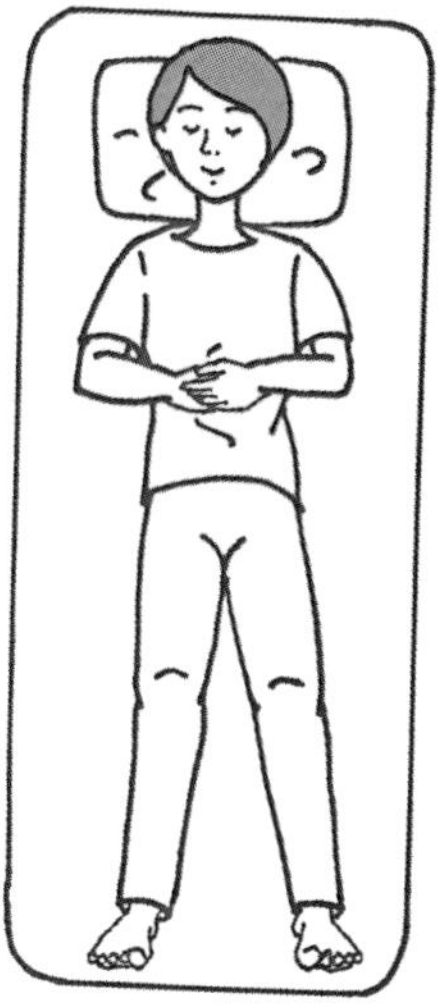

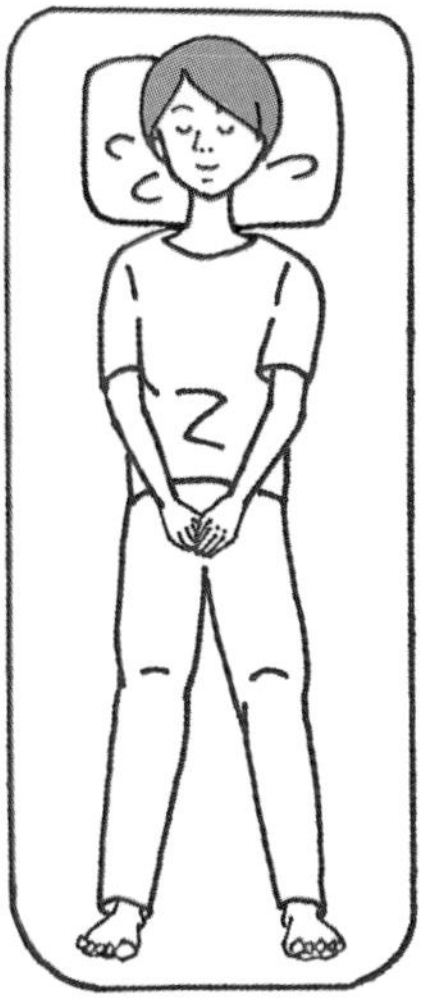

この3カ所のうち一番心地いいと思う場所に両手を置いて、5分ほどあおむけで寝ていてください。

左右の脳のバランスが整い、ストレスは解消されます。

ストレスを受けやすい人は、毎日5分、夜、寝るときにこれを行ってください。
そうすれば、たとえストレスを受けても早く回復することができます。

第4章

# 今すぐできる！腎臓を健康にする「歪みとり体操」

## 多くの人は「体の歪み」に気づいていない！

「体の歪み」とは一体どういうことでしょうか。

一般的には「見た目の歪み」を想像すると思います。肩の高さが左右違っている、目の高さが違う、首が傾いている、骨盤が捩《ねじ》れている、などです。

見た目ではっきり体が歪んでいると、全身の血流も悪くなっているので、肩こりや腰痛の原因になったり、内臓機能の低下が起きたりする可能性があることは想像できると思います。

体の歪みで困るのは、見た目には歪んでいないように見えて、実は歪んでいるという場合です。体の調子が悪い、慢性的な肩こりや腰痛に悩まされている人は、この見た目ではわからない体の歪みを持っている人が多いです。

見た目は歪んでいないように見えても、体が歪んでいるという人は、試しに体を動かしてみるとわかります。曲げ伸ばし、前後動作、左右動作、回旋動作などで必ずやりにくい動作が出てきます。専門家から見て、曲げ伸ばし、前後動作、左右動作、回旋動作の中でやりにくい動作が一つでもあると体は歪んでいると判断します。つまり、ほとんどの人は多かれ少なかれ体は歪んでいるのです。

そして体が歪むと、体のいろいろな場所にその影響が出てきます。

体が歪んでいるということは、全身の血流も滞り気味になるので腰痛、肩こり、股関節痛、膝痛などの各種関節異常が起こります。特に胸郭が歪むと、胸郭の中に入っている内臓に障害が出てきます。

また、体全体が硬い人、これも体が歪んでいる状態です。

若い方にも体の硬い人は多くいますが、高齢者は体の柔軟性には特に気をつけてください。高齢になると体を動かすことが少なくなり、体の中の水分も減るため体が硬くなる傾向にあります。

高齢者の病気には、血管障害、高血圧、心臓病、肺炎などがありますが、体が硬い人はそういった病気になりやすい傾向があります。

## 「普段動かしていない」部位を動かせば体の歪みはとれる

なぜ、体は歪んでしまうのでしょうか。

一番大きな理由は、「朝起きてから夜寝るまで毎日同じ体の使い方しかしていない」ことです。

毎日同じ体の使い方しかしていないと、同じ筋膜、筋肉を同じ角度でしか使っていないことになります。そうすると同じ筋膜、筋肉だけが緊張してしまいます。その結果、体のバランスを失い、歪んでしまうのです。

現代社会は便利になり、あまり体を動かさなくても生きていくことができます。でも、本来、体は動くためにあるのです。体を動かさないでいると、錆びて動きが悪くなってしまった機械のように、体内の血液循環が悪くなるため、病気にもなりやすくなります。

それでは、どうすれば体の歪みを予防・改善できるのでしょうか。

一言で言えば、「普段動かしていない体の場所や筋肉を動かす」ことです。

この章では、当院で患者さんにお教えしている体の歪みをとり、体を緩める筒井式「歪みとり体操」をご紹介します。

## 体の歪みを整える筒井式「歪みとり体操」

筒井式「歪みとり体操」は、あくまでも「体の歪み」を整えることに特化した普段行わない動作をする体操です。ラジオ体操のような一般の体操理論とはまったく違います。

歪みとり体操には次の３つがあり、どの体操も全身の関節・筋肉・筋膜の個々に効果的にアプローチして体の歪みを整えることができます。

「なんか体が硬いなあ」「体の動きが鈍いなあ」など体の不調を少しでも感じたら行ってみてください。

関節体操・・・・・この体操は、体全体の関節を末端から動かす体操で、「歪みとり体操」の一番基本の体操です。どんな人にもお勧めです。関節の末端から前後、左右、回旋の各動作を行うことによって体全体の歪みがとれ、柔軟性が出てきます。

筋肉体操・・・・・この体操は、冷え症の人や普段体をあまり動かさない人向けです。足と腕の前後、左右、上下、回旋の各動作をして、比較的大きな筋肉を動かして血液循環を良くし、体全体の歪みを整えます。

筋膜体操・・・・・この体操は、より効果的に体の歪みを整えたい人にお勧めです。関節の末梢から中枢に向かって前後、左右、回旋の各動作を行い、それに抵抗を加えて筋膜を緩めて体全体の歪みを正します。

この３つの体操のうちのどれか一つをできれば１日２回、朝晩行っていただくことが理想ですが、１日１回でも効果を実感できると思います。

もし、どの体操をしたらいいのか迷ったら、最初は「関節体操」から行うことをお勧めします。また、1週間ごとに、関節体操↓筋肉体操↓筋膜体操のように、３つをローテーションで行えばより効果的です。

体操を行う前には必ず前後、左右、回旋の各動作を行い、どの動作がやりにくいのか確認します。終わったときには、動作がやりやすくなったか、体が緩くなり柔軟性が上がったかを確認してください。

変わらない場合は、まだ体のどこかに歪みの強い場所があるということなので、別の体操を行ってみてください。体の歪みがとれやすくなります。

そして、体操するときは、必ず次のことを守ってください。

・全身の力を抜いてください
・力が抜けていれば、見た目が崩れていても大丈夫です
・背筋と指先は、ピンと伸ばさないでください。力が入ると歪みはとれません
・息を止めないでください。呼吸をしながら行ってください
・常にリラックスした状態で行ってください

## 1日5分でできる、簡単！「歪みとり体操」

次に、体の歪みをとり、体の柔軟性を高めるために毎日5分あればできる「歪みとり体操」をご紹介します。体の動かし方はイラストで説明していますが、細かい動かし方を知りたいときは、掲載している二次元コードから動画にアクセスしてください。

毎日の生活の中のちょっとした時間で行えて、腎臓を元気にできる「歪みとり体操」、健康のため、病気予防のため生活の一部として習慣化してください。

## 関節体操

### 足上げ腕上げ（https://youtu.be/EkClEBLXKh8）

【効果】

股関節周りが楽になり、体が後ろに反らしやすくなります。また猫背が改善され、息を吸うのが楽になります。肺の機能が高まるので、蕁《じん》麻《ま》疹《しん》などの皮膚症状も軽減します。

【やり方】

①うつ伏せになります。

②左右の足の膝を曲げた状態にして、交互に曲げたり伸ばしたりを数回繰り返します。

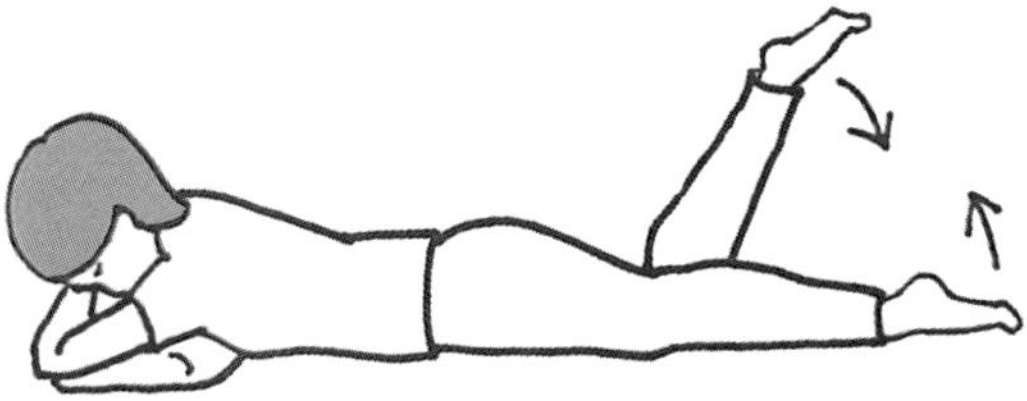

③どちらの足が先でもかまわないので、膝を90度に曲げたまま少し内側に寄せて、膝を床からできるだけ上げます。10秒間そのままの姿勢を保持してから下ろします。逆の足も同じ動作を行います。左右2回ずつ行います。

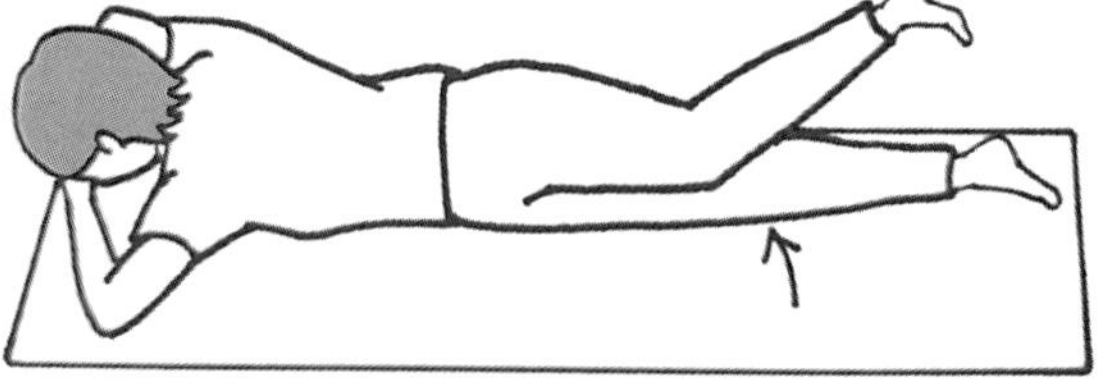

④片方の手を水泳のクロールの形にして、床から上にできるだけ上げます。10秒間そのままの姿勢を保持してから下ろしてください。左右2回ずつ行います。

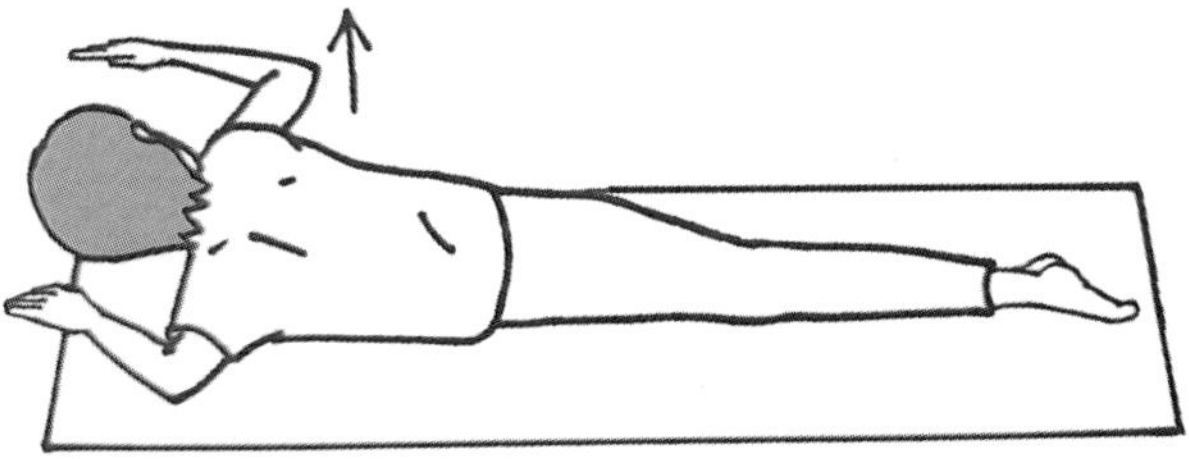

アニマルウォーキング（https://youtu.be/Gj4rJ3yJw2g）

【効果】　全身の関節に動きがついて体が柔らかくなります。腰痛、肩こり、生活習慣病の予防に有効です。

【やり方】

①ハイハイの体勢になります。

②膝を浮かせて前に10歩、後ろに10歩、左右に３歩歩きます。

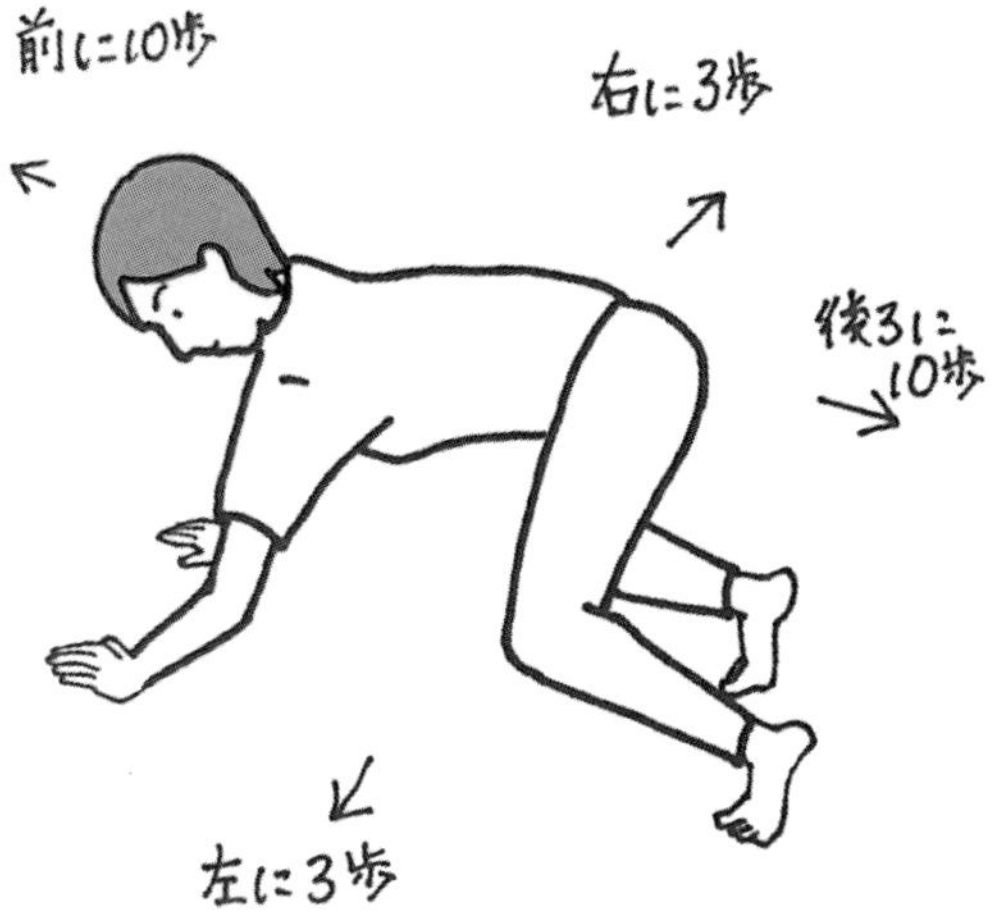


③次にお腹を上にして両手両足をついてお尻を浮かせて前に10歩、後ろに10歩、左右に３歩歩きます。

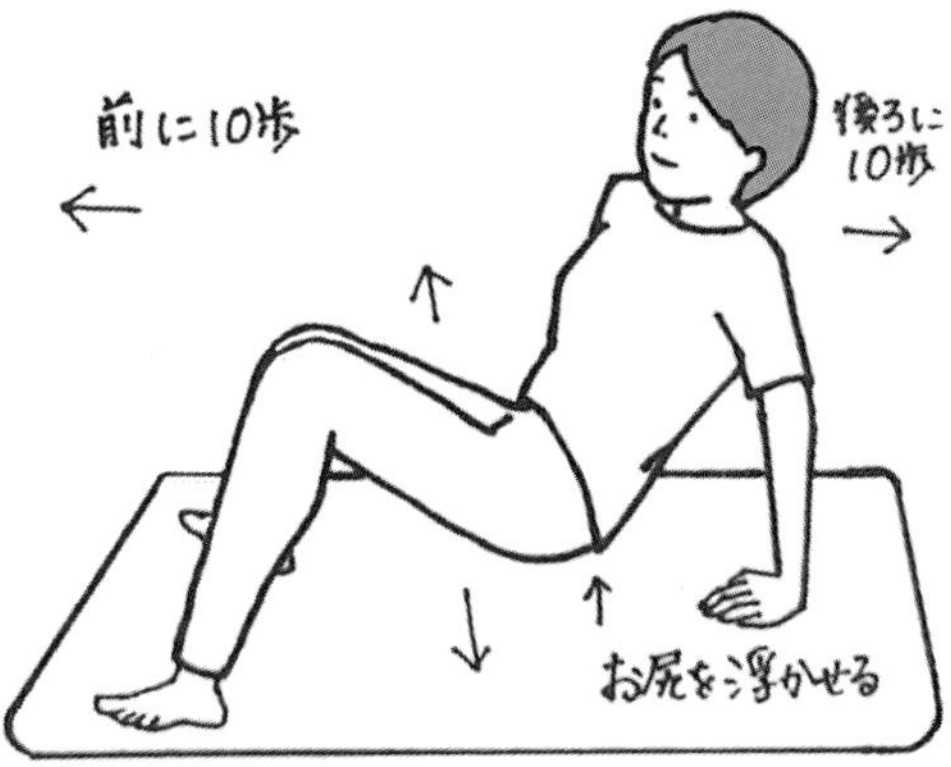

## 姿勢変換（https://youtu.be/6nUOrUSLSeE）

【効果】

全身の関節の動きが良くなります。体全体が柔らかくなります。腰痛、肩こりが良くなります。

【やり方】

①最初、うつ伏せに寝て、ゆっくり起き、次に、あお向けに寝て、ゆっくり起き、またうつ伏せに寝て、ゆっくり起きます。この動作を１セットとして、３セットします。慣れてきたら５セットします。

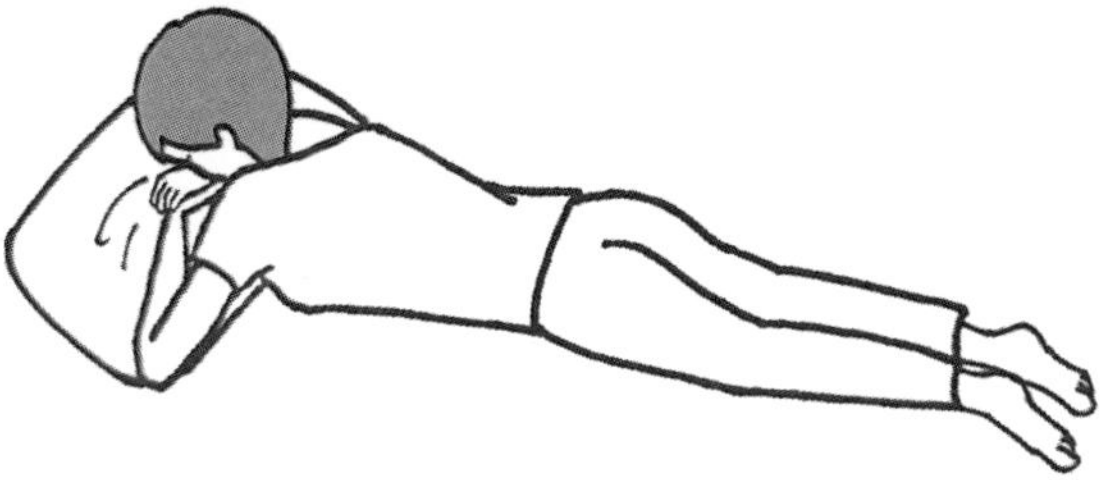

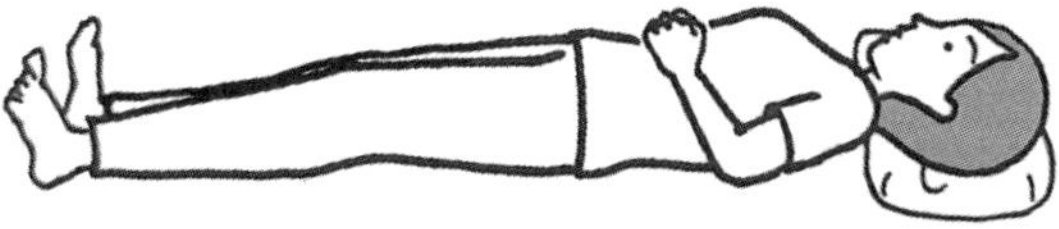

②次に右半身を下にして横になり､ゆっくり起きたら､左半身を下にして横になり、ゆっくり起きます。この動作を１セットとして、３セット行います。慣れてきたら５セットします。

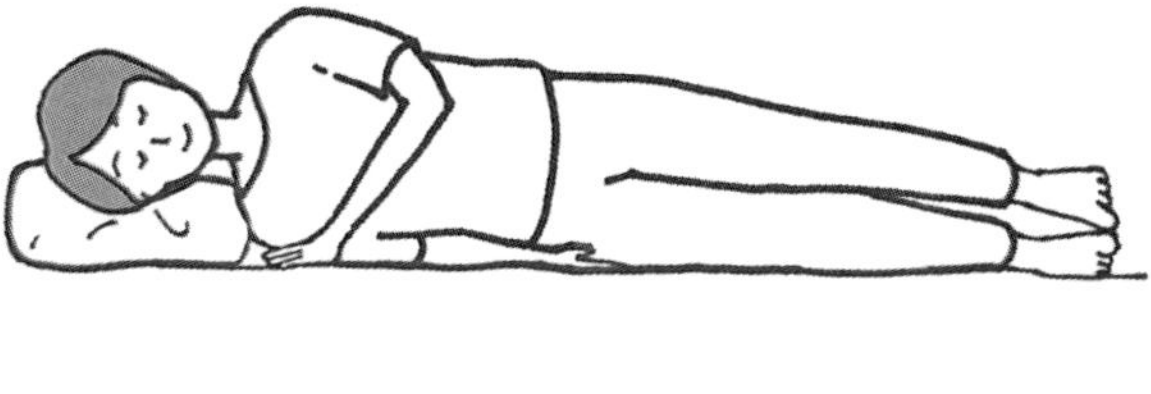

筋肉体操

ヒールアップストレッチ（https://youtu.be/ULHDSOoVf_E）

【効果】　太ももの緊張がとれて、腰の筋肉が伸び腰痛に有効です。前屈、後屈の動作が楽になります。

【やり方】

①足を肩幅に開いて、逆ハの字型にして立ちます。そして首の後ろで手を組み、踵《かかと》を上げて体を右に捻り、しゃがみます。お尻が後ろに出過ぎないように注意してください。左右2回行います。

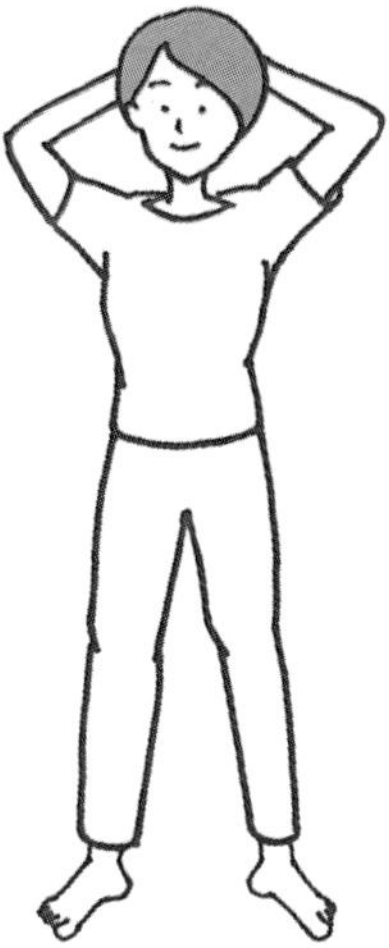

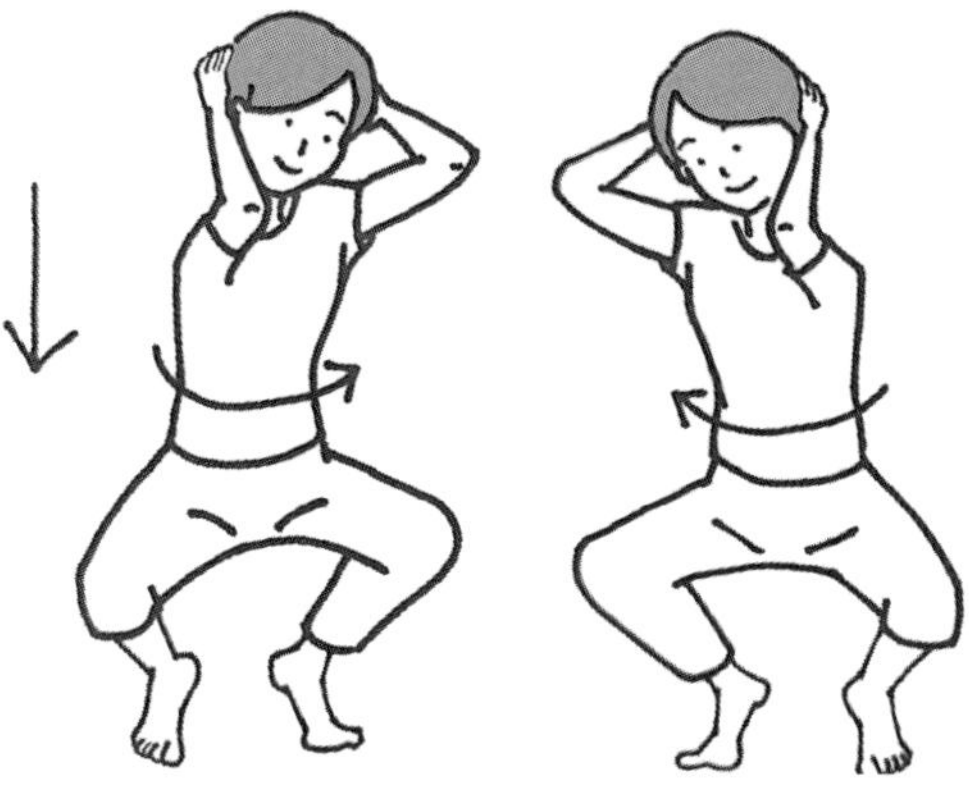

②次に、片方の足だけ一歩前に出して首の後ろで手を組んで、両方の踵を上げてしゃがんでください。左右2回ずつ行います。

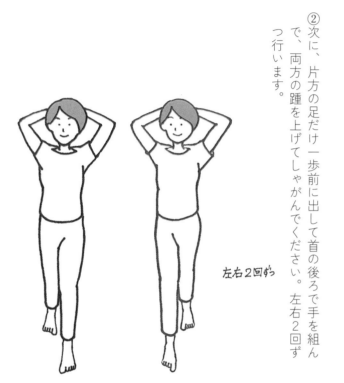

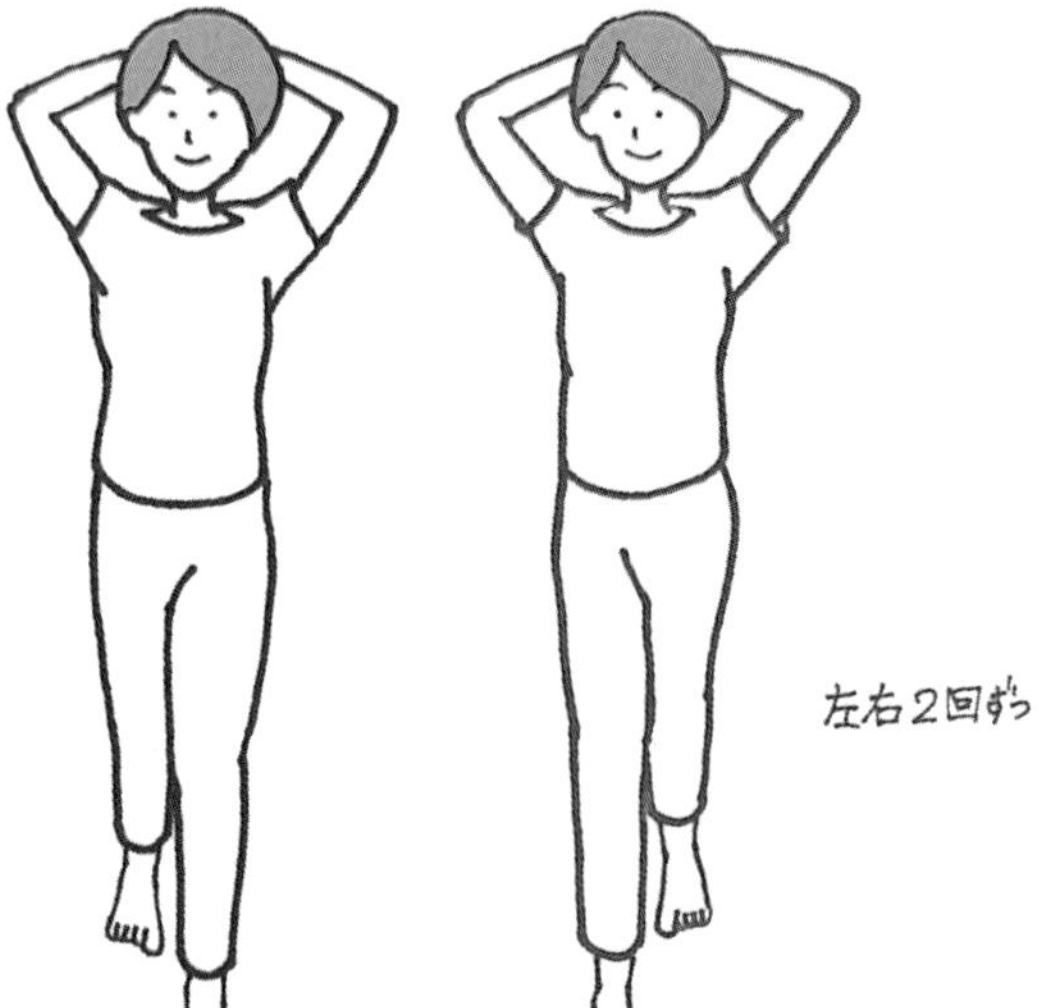

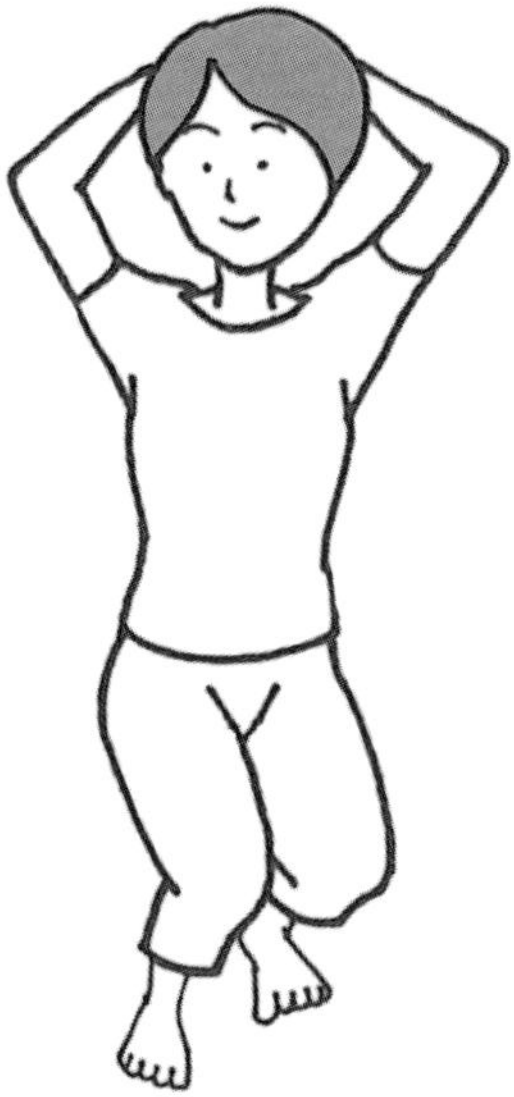

## スロージョギング（https://youtu.be/sAiD82E-IDo）

【効果】全身の血液循環が良くなって体が暖かくなり冷え症、肥満に有効です。また胸郭の緊張もとれるので、内臓の代謝が良くなります。生活習慣病予防に有効です。

【やり方】

①足の下に座布団などクッションを置き、その上に立ちます（なくても大丈夫）。

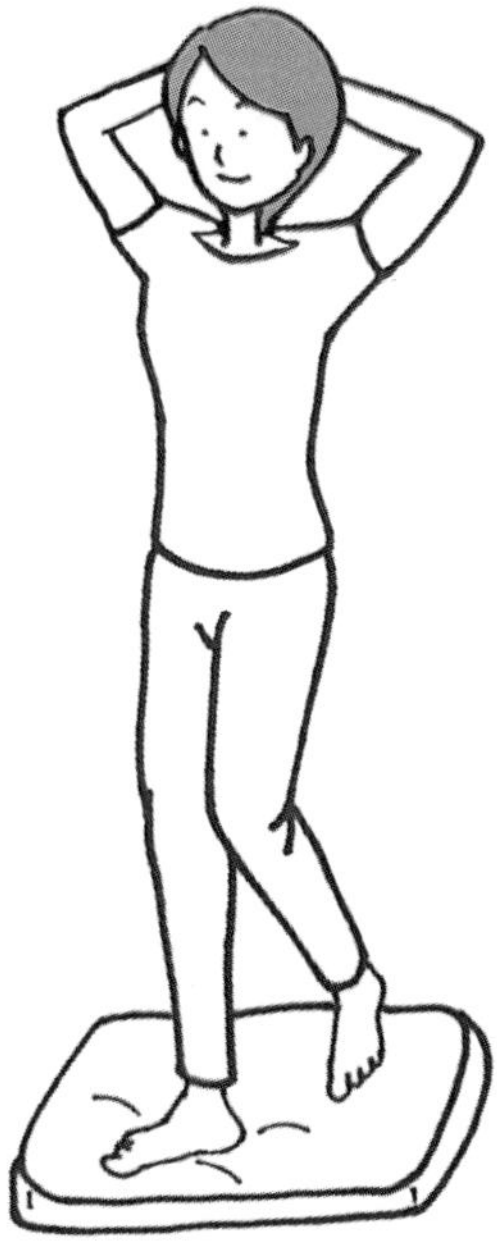

②ゆっくりと歩く速さで足踏みします。20分くらい行います。30分以上行えば脂肪燃焼効果が期待できます。
途中で首の後ろで手を組み、そのまま足踏みしたり、首の後ろで手を組んだまま体を横に倒したり、体を捻ったりしながら行うと、なお効果的です。

## 膝・太ももストレッチ（https://youtu.be/A3ZurK_HFFQ）

【効果】

太ももが伸びることで腰痛、婦人科の症状、腸の症状、骨盤内臓器の症状に有効です。また、膝裏が伸びることで膝痛、むくみに有効です。

【やり方】……

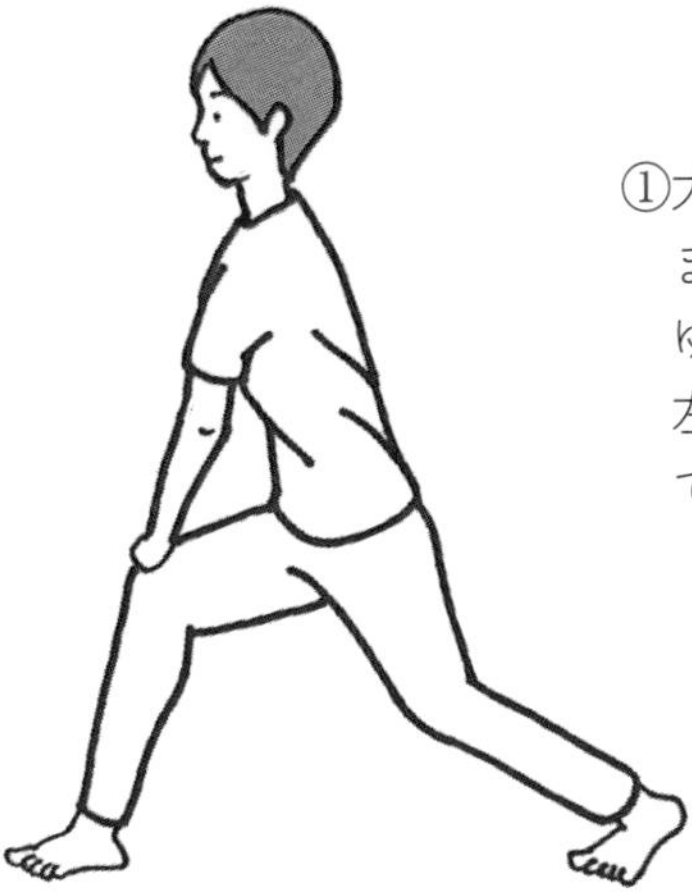

①大きく一歩右足を前に出します。右膝に両手を添えてゆっくり曲げていきます。左太ももが伸びるのを感じてください。左右行います。

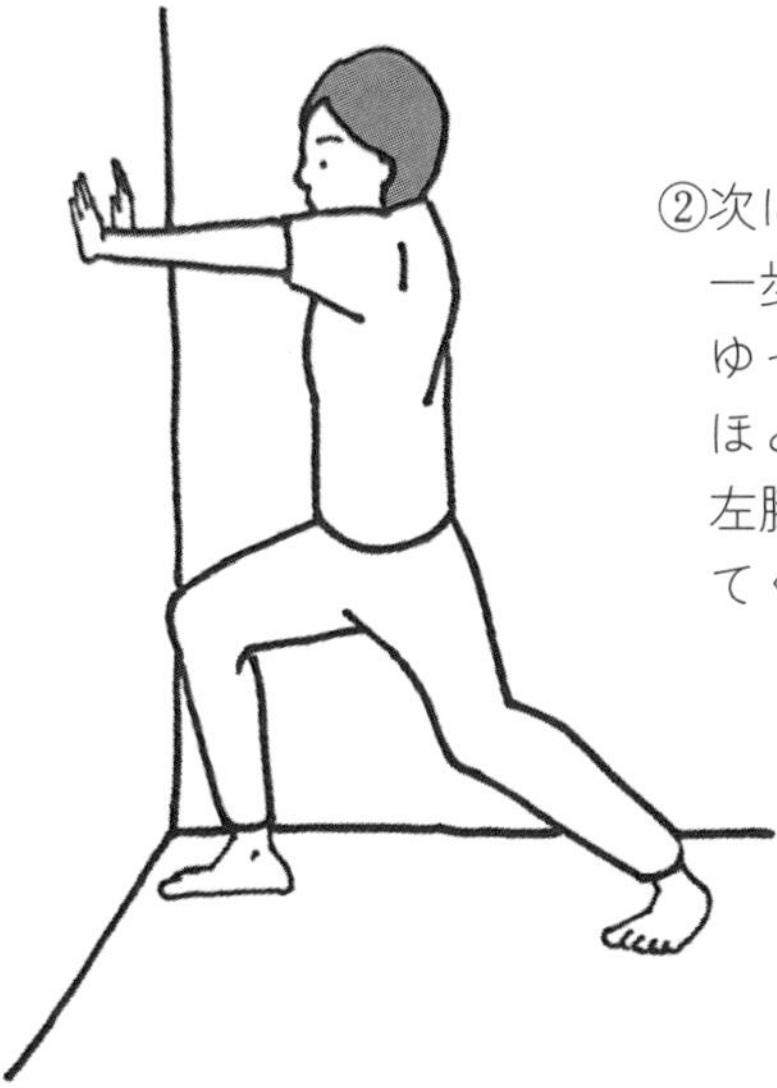

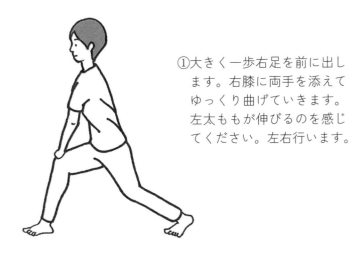

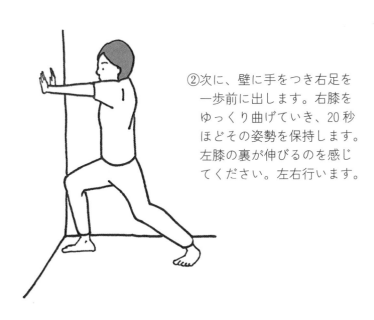

②次に、壁に手をつき右足を一歩前に出します。右膝をゆっくり曲げていき、20 秒ほどその姿勢を保持します。左膝の裏が伸びるのを感じてください。左右行います。

## 均整タオル体操（https://youtu.be/L8lilpdU36k）

【効果】　体全体の大きな筋肉を動かすので血流が良くなります。体全体の柔軟性が出てきます。

【やり方】

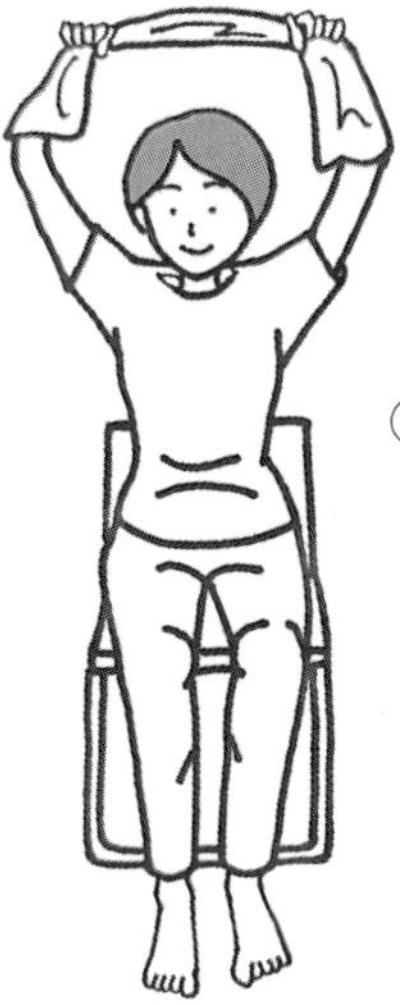

①椅子に座ってタオルを肩幅の長さに持ち、軽く肘を伸ばして上に10回上げます。

②タオルを持った腕を上に上げたまま体を左右に10回倒します。

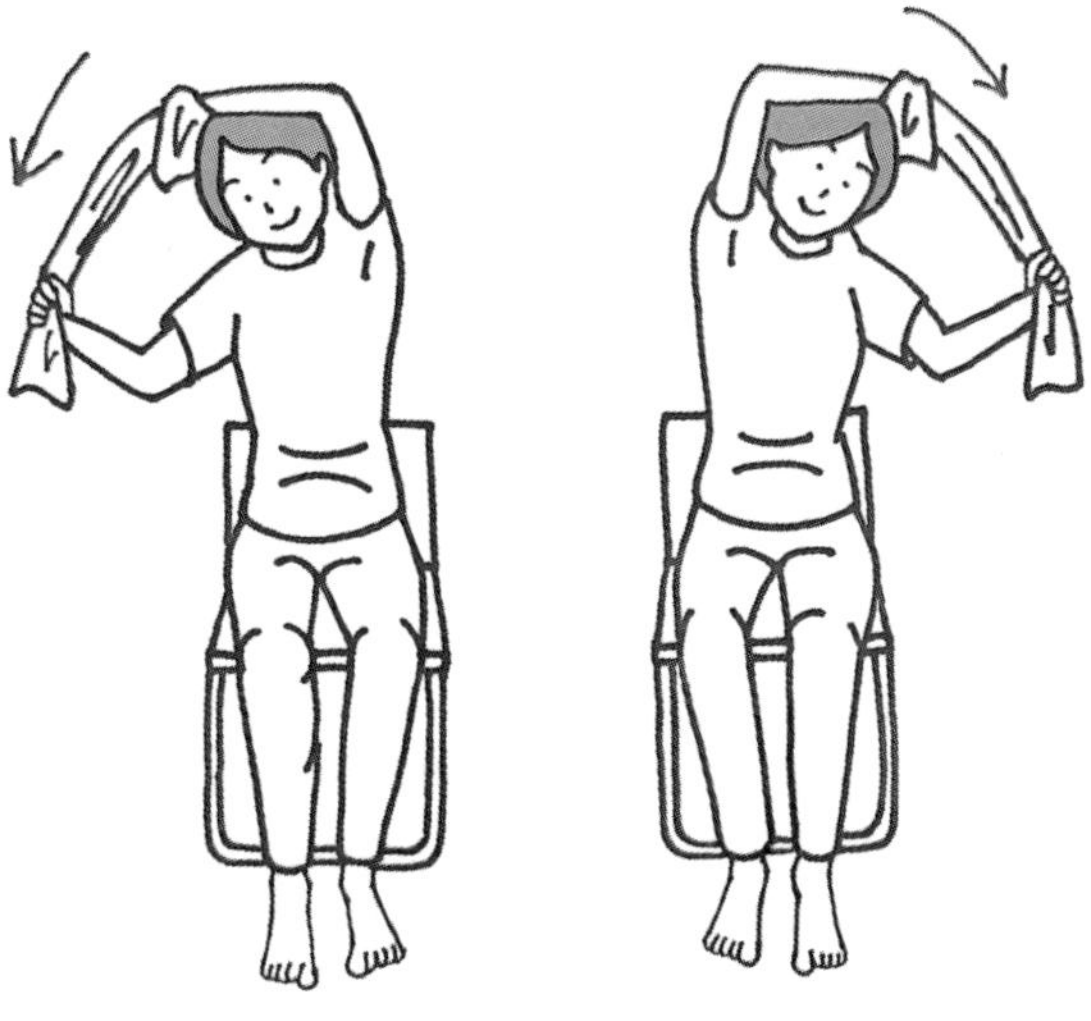

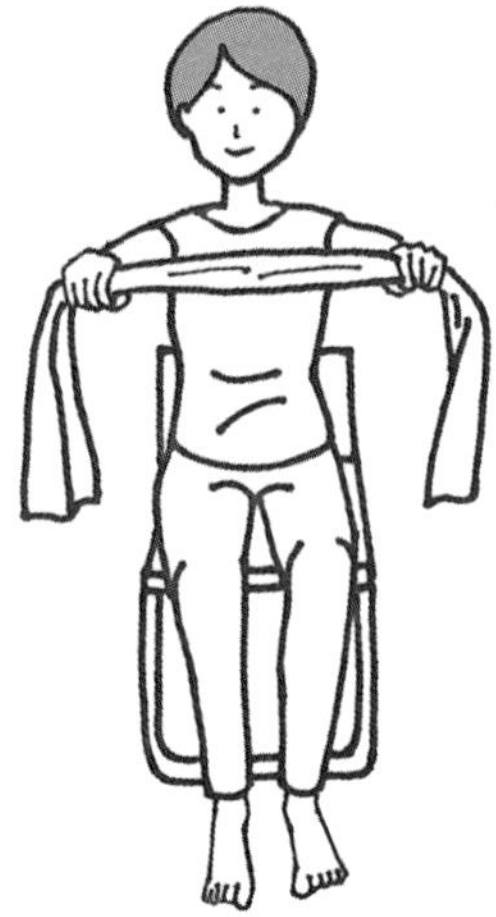

③上に上げたタオルを持ったまま胸の前まで下ろして、体を左右に10回捻ります。

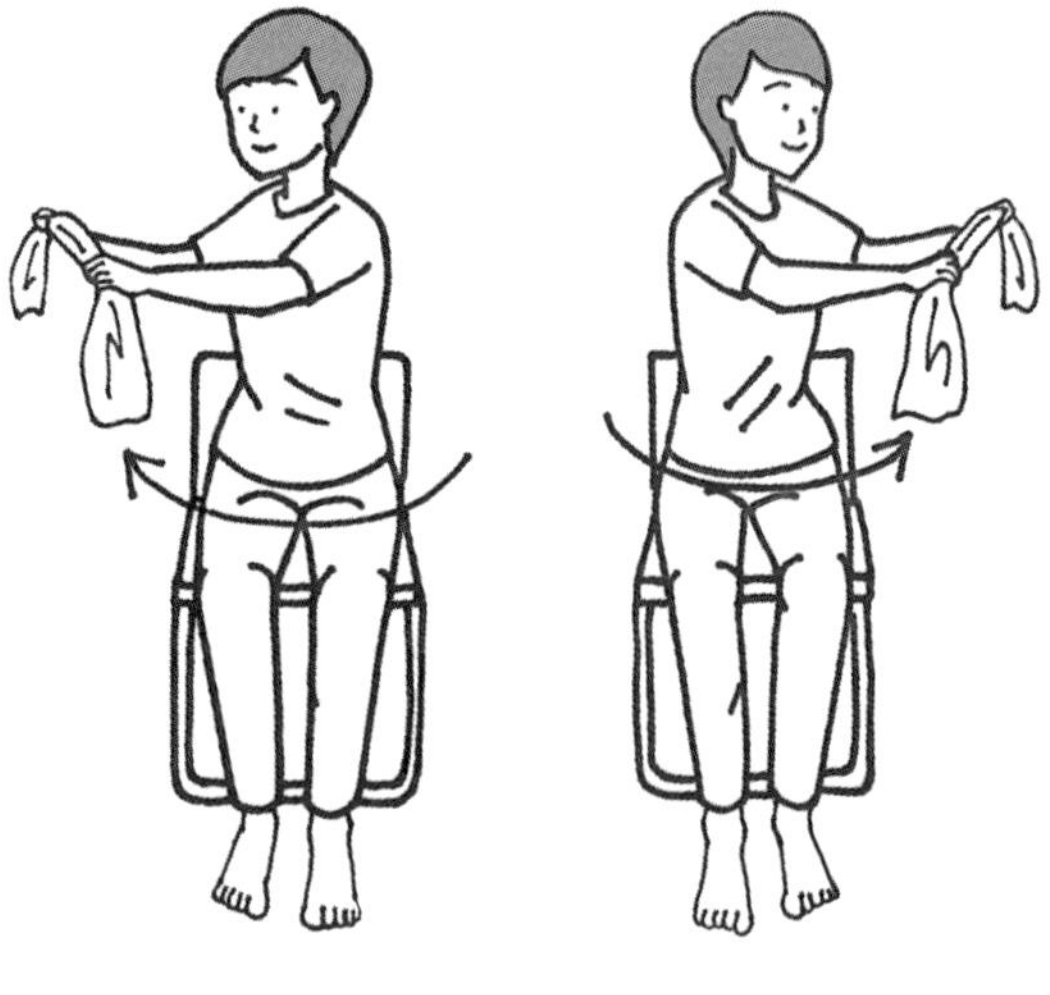

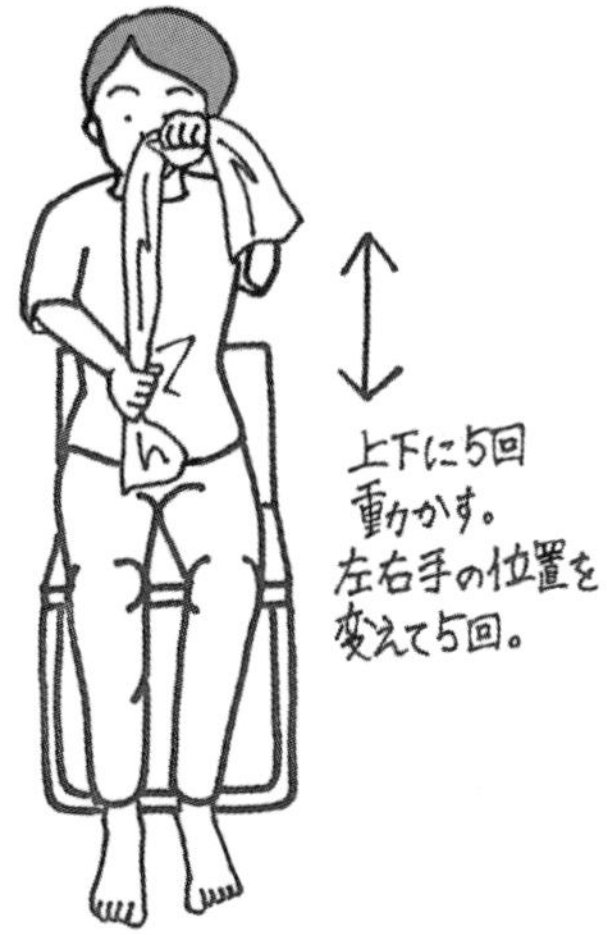
上下に5回
動かす。
左右手の位置を
変えて5回。

④次に、胸の前でタオルを持ったまま左手を下、右手を上にして上下に腕を５回動かします。手を逆にして同じ動作を５回行います。

⑤後頭部にタオルをかけて首を後ろに倒し、タオルを引っ張って首を起こす動作を５回行います。このとき、首に力を入れないように注意してください。

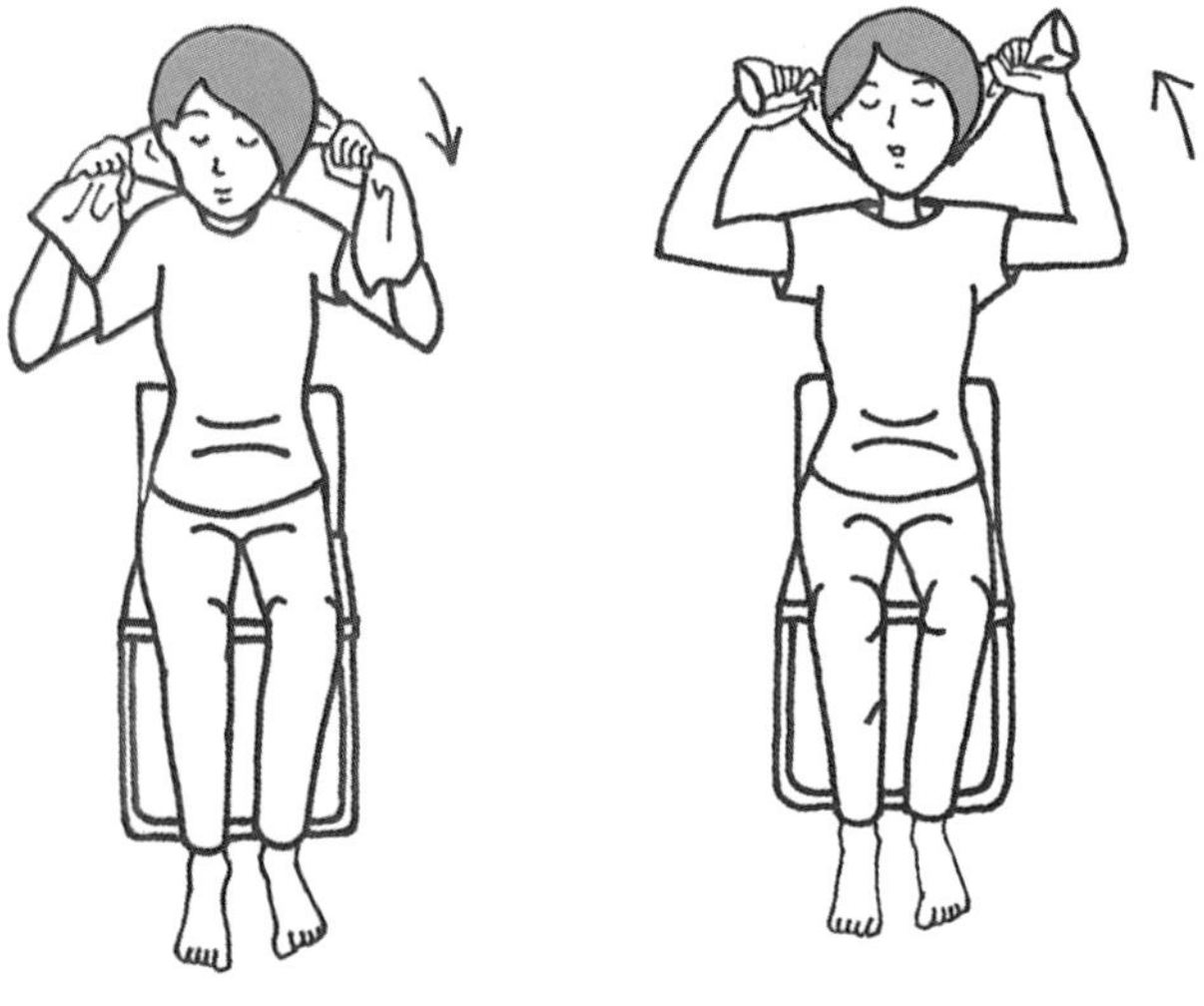

⑥次に、体を横に倒し、頭にかけたタオルを反対側に引っ張ってください。左右片側ずつ５回引っ張ります。このときも首に力が入らないように注意してください。

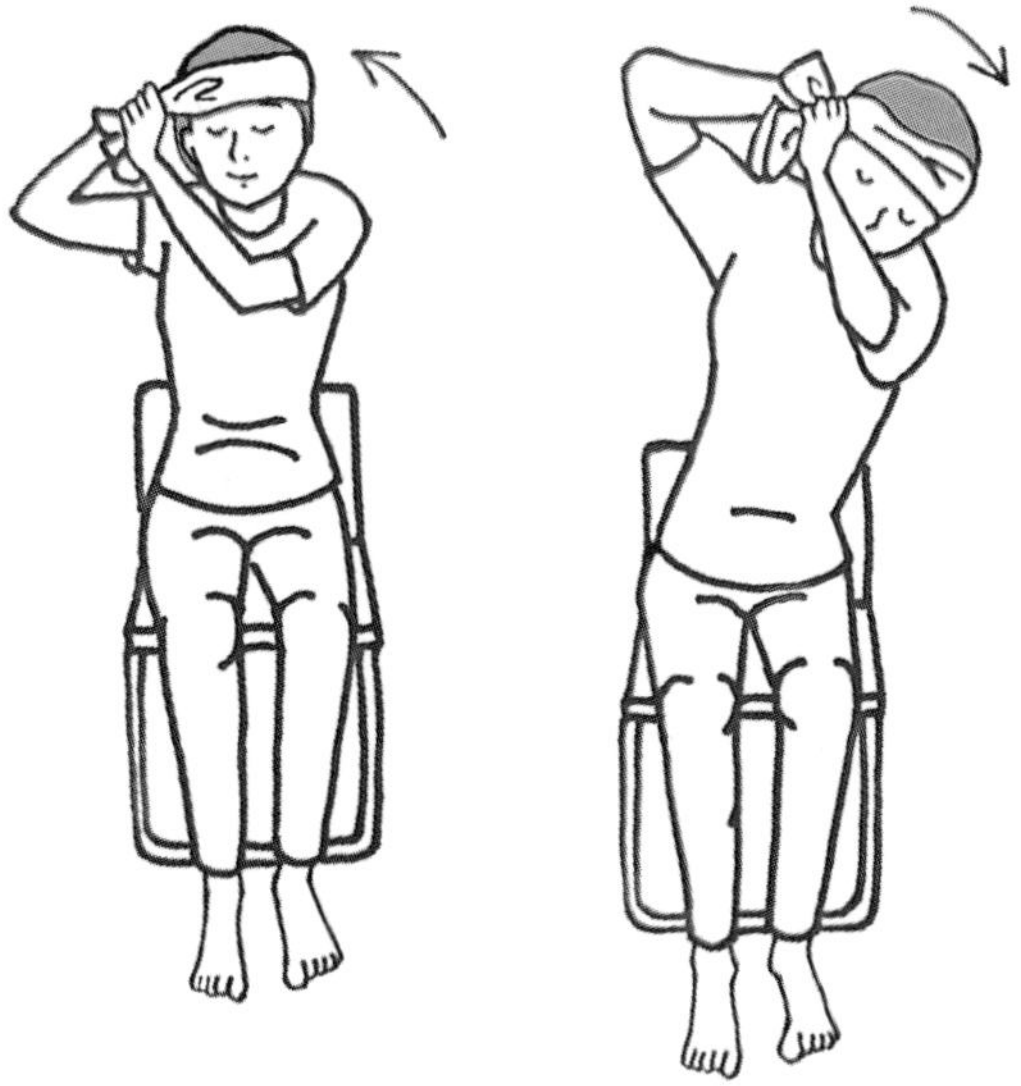

⑦足を伸ばして足の裏にタオルを引っ掛けて、体のほうへ10回引っ張ります。

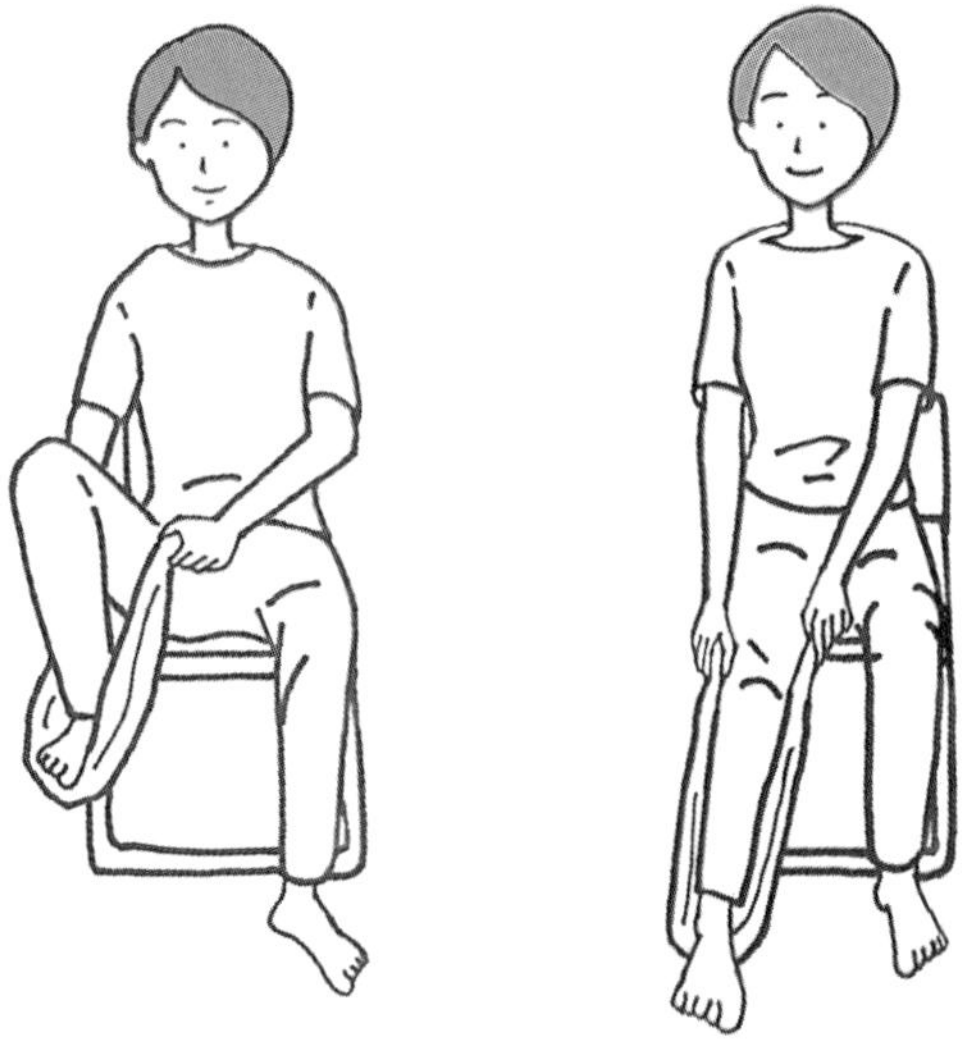

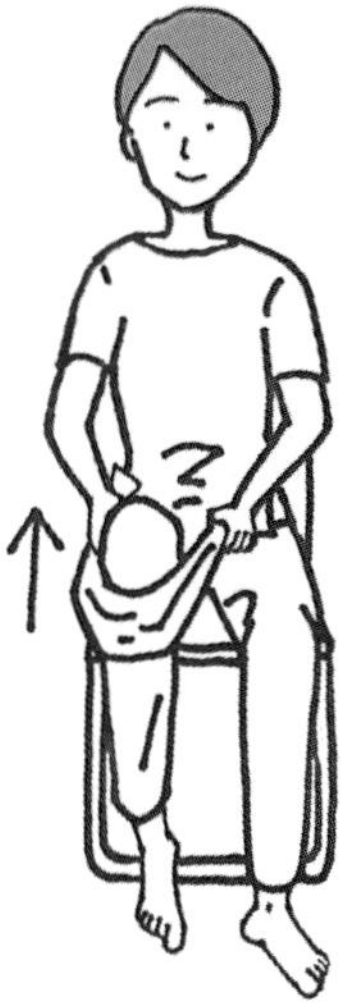

⑧膝を曲げたところにタオルを引っ掛けて、上のほうへ10回引っ張ります。

⑨椅子の上であぐらをかくように片足の膝を横に倒し、膝を起こすようにタオルを引っ掛けて10回膝を起こします。

※⑦〜⑨の足の動作は左右行います。

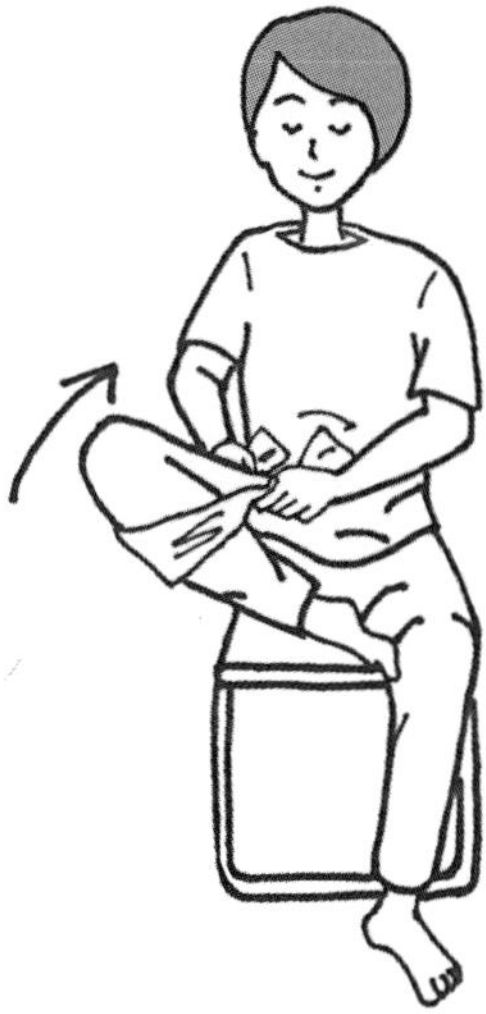

## 窓拭き体操（https://youtu.be/0ak28sTX_T0）

【効果】　腕、足、胸郭の筋肉が緩んできます。体全体の歪みが整います。肩こり、腰痛にも有効です。

【やり方】

①足を肩幅に開いて立ちます。

②目の前に窓があるような感じで両手を前に出し、掌を前に向けて両手を横にスライドさせながら上から下まで窓を拭くように手を下ろしていきます。下まで下ろしたら今度は、下から上に窓を拭くように両手をスライドしながら上がっていきます。このとき、手が下に下りるに従い膝を曲げていきます。

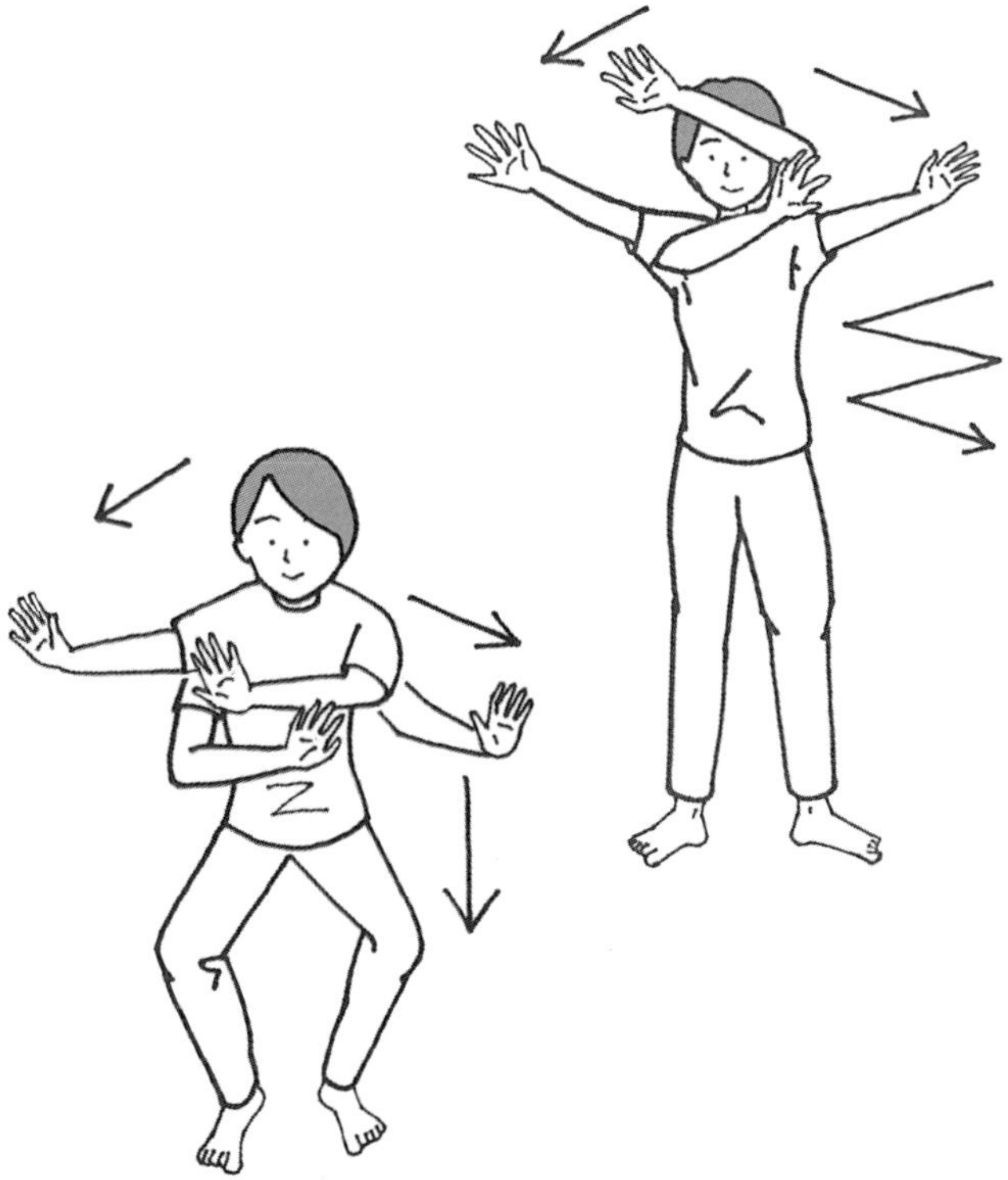

③次に、右に体を捻りながら窓拭き動作を上から下、下から上へやっていきます。終わったら左に捻って同じ動作をしてください。

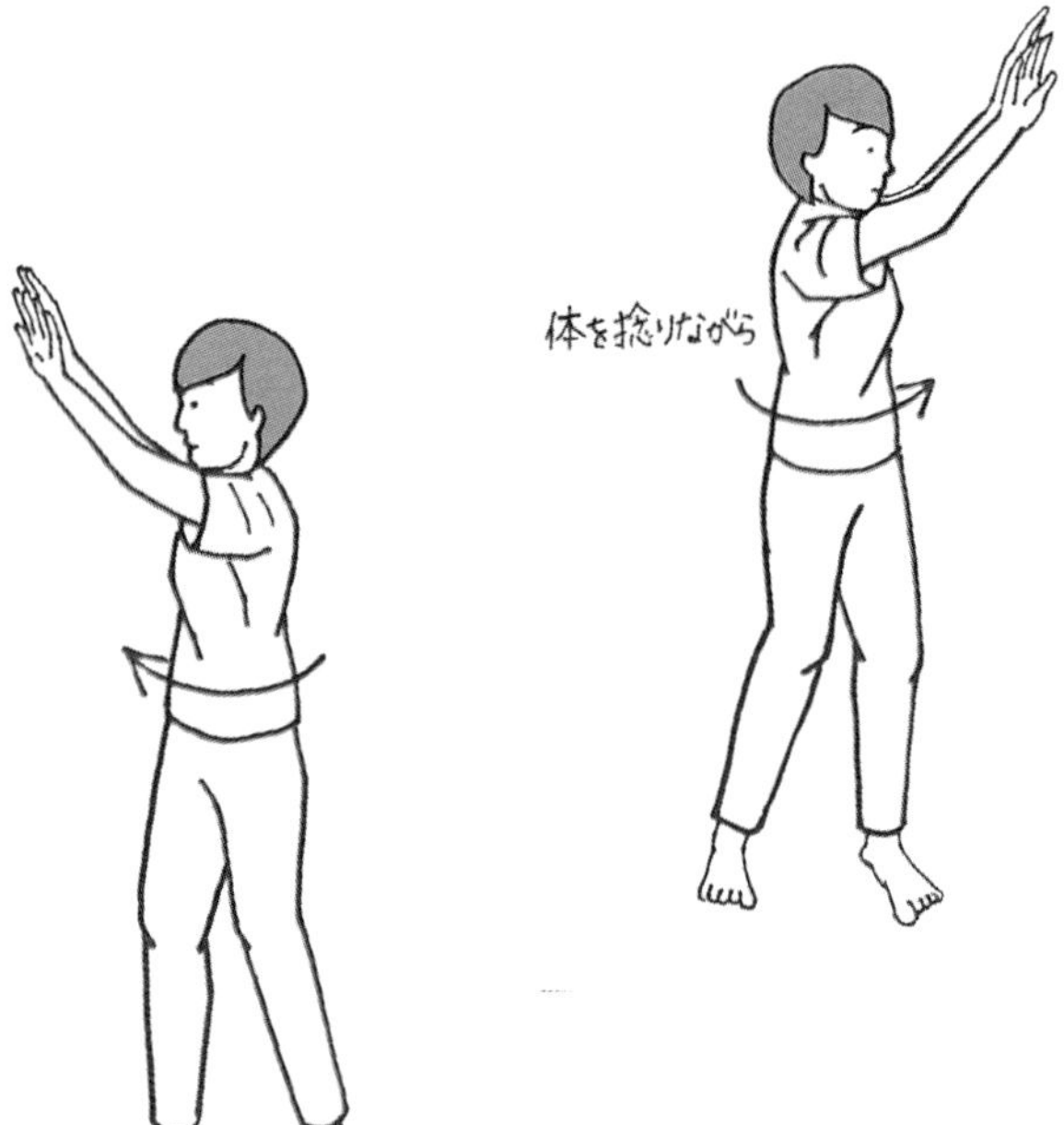

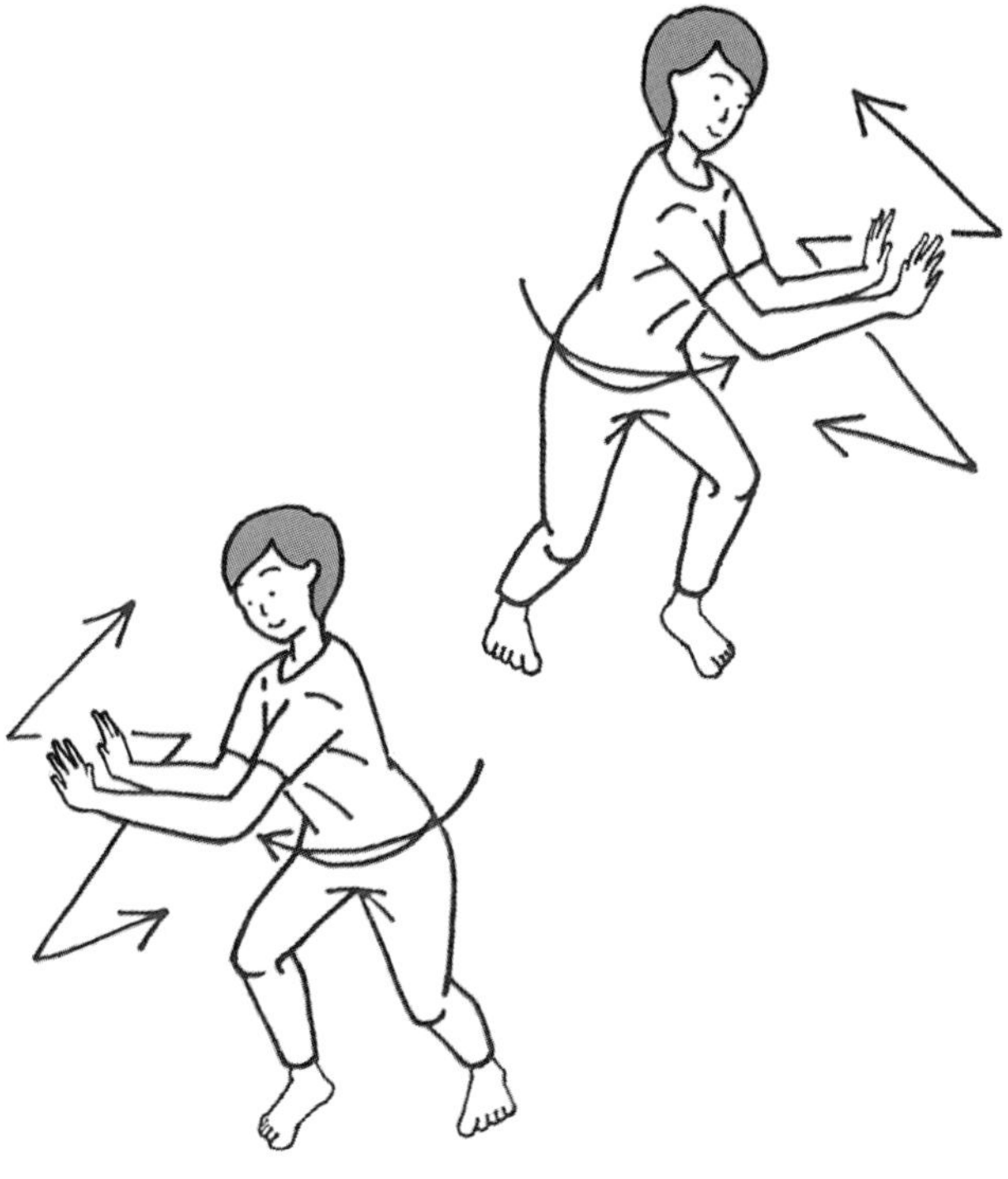

# 筋膜体操

## 鶏《にわとり》歩き（https://youtu.be/lDfS3t6tzmg）

【効果】　胸郭側面に動きがついて前後動作が楽になります。

【やり方】……→

①足を肩幅に開いて立ちます。

②体を前に倒し足首を握ります。そして膝をなるべく伸ばして前に10歩、後ろに10歩、左右に３歩ゆっくりと歩いてください。

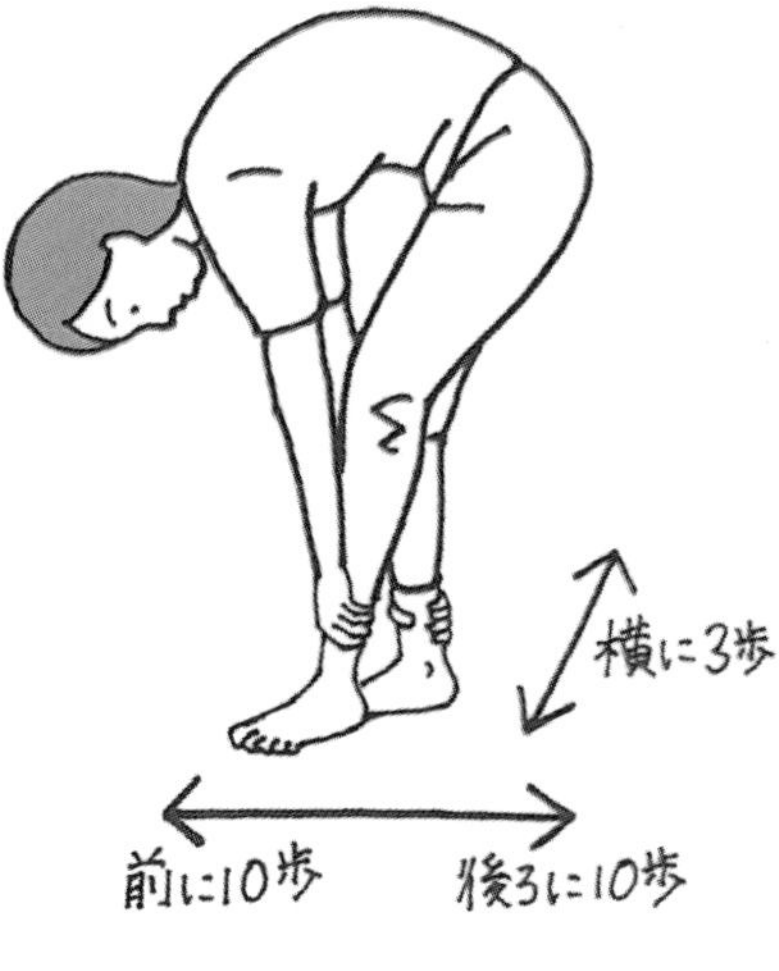

## 手首回し（https://youtu.be/XE93G5oH4LY）

【効果】　腕から肩・背中にかけて筋膜の緊張がとれるので肩こり、腱鞘炎、歯周病に有効です。

【やり方】

①足を肩幅に開いて立ちます。

②万歳の姿勢をとり、息を吐いて全身の力を抜きます。

③この体勢で手首をゆっくり丁寧に回します。腕がだるくなるまで回します。回す方向は、時計回りでも、逆時計回りでも自分の回しやすい方向から始めてください。途中で逆に回しても大丈夫です。
腕がだるくなったら一旦手を下ろします。もし、１分手首回しを行ってもだるくならない場合でも一旦手を下ろしてください。

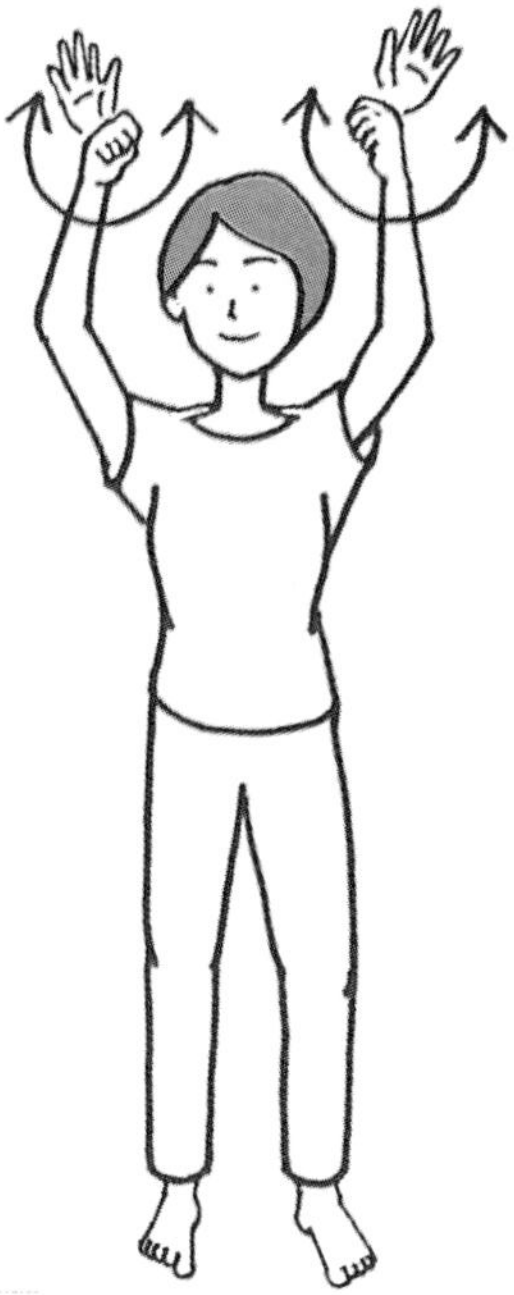

④次に、万歳の姿勢をとり、手首を頭の上で丁寧に回します。腕がだるくなりだしたら手首を回しながら横に腕を下ろしていきます。腕のだるさがとれたら、また横から上に手首を回しながら腕を上げていきます。

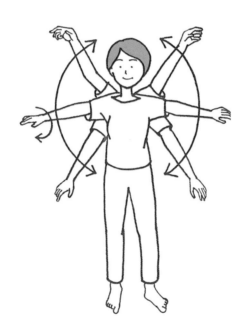

⑤さらに、腕を上げている体勢で体を右に捻って手首を回しながら腕を下ろしていきます。そして上げていきます。逆の方向に体を捻って同じ動作をします。

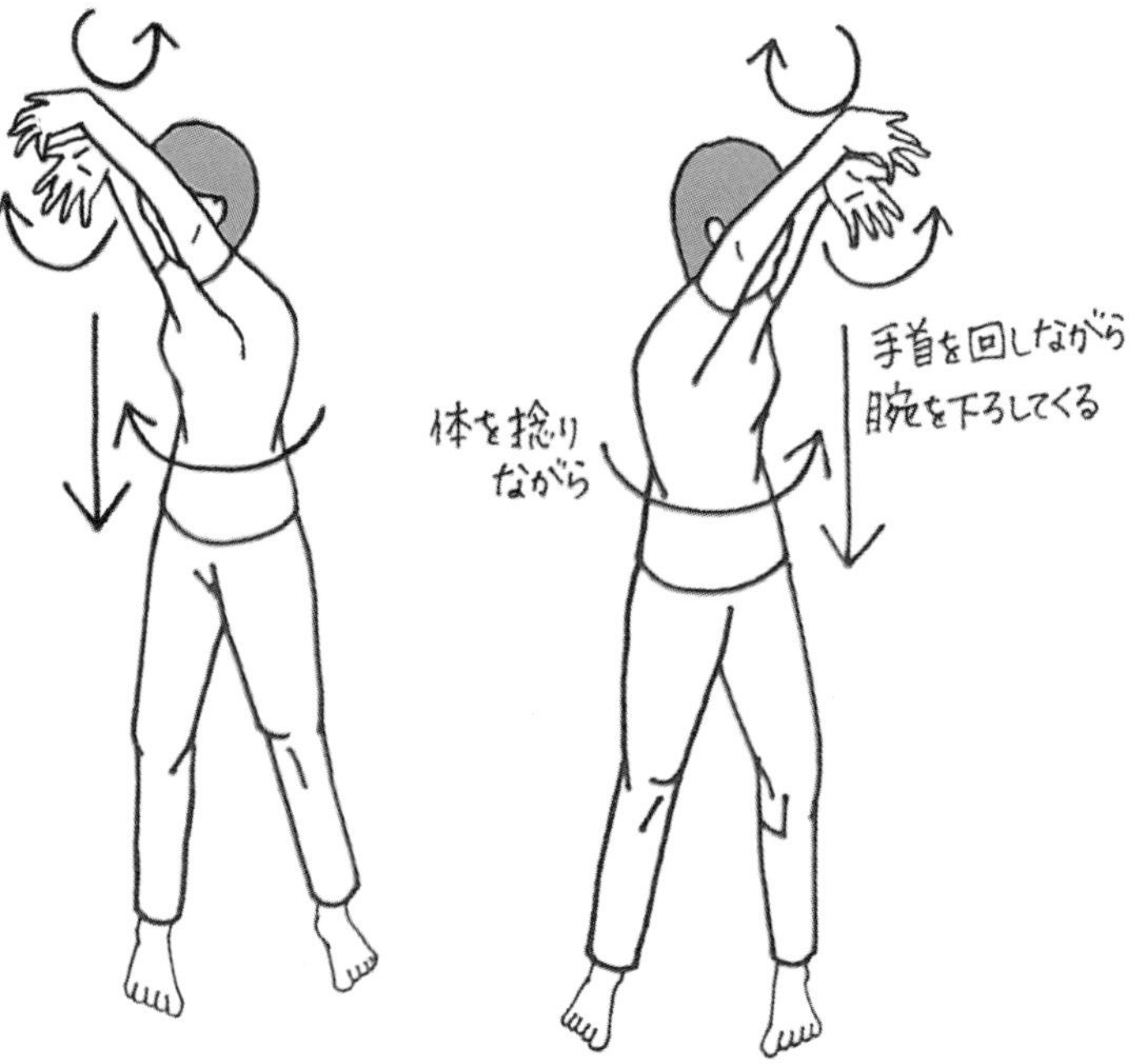
体を捻り
ながら
手首を回しながら
腕を下ろしてくる

⑥最後に、腕を横に下ろした状態で手首を回しながらゆっくり体を左右に捻ります。

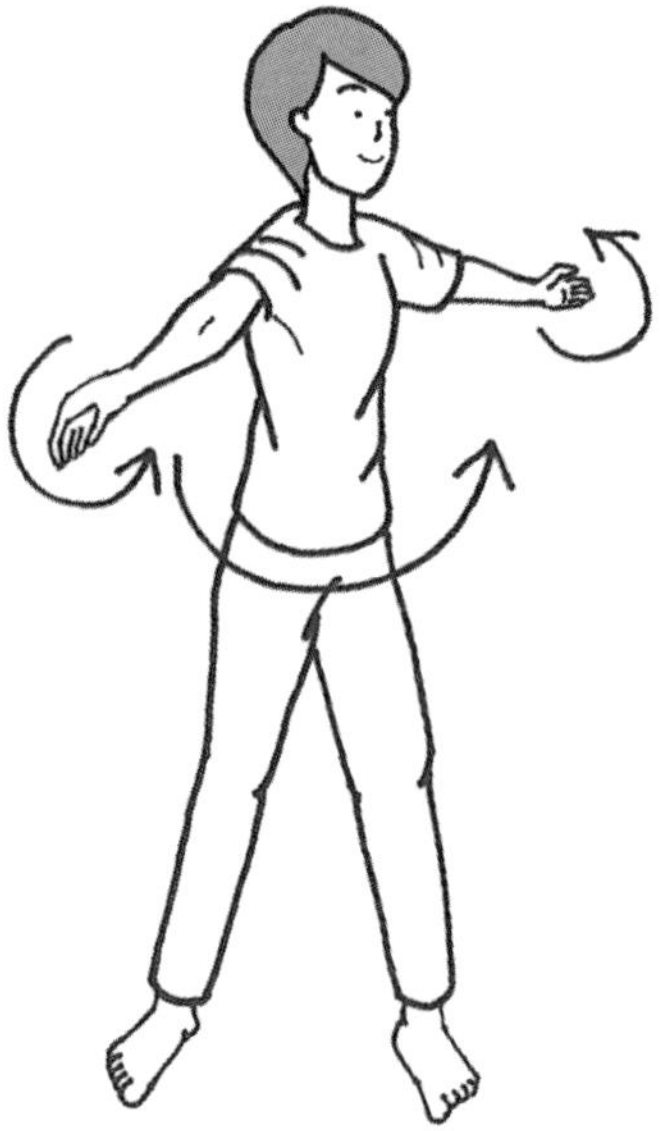

## 胸郭を開く体操（https://youtu.be/9t2ZocLH_pg）

【効果】

背骨に柔軟性がつきます。足が細くなる、太ももが柔らかくなる、婦人科の病気が改善する、腎臓がリラックスするといった効果が望めます。さらに胸郭が開くので呼吸が楽になり、内臓がリラックスします。

【やり方】

①右半身を下にして横向きに寝ます。

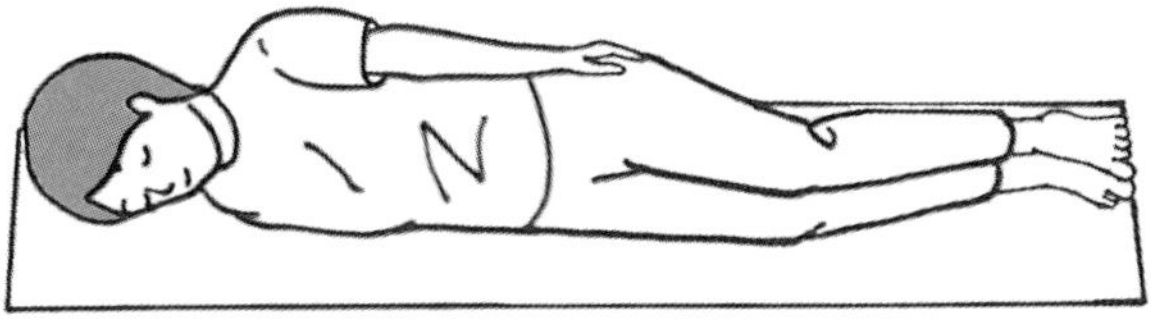

②首を大きく上げたり下げたりを４回行います。

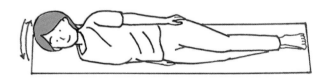

③手足を軽く伸ばした姿勢で手足を近づける動作をゆっくり６回行います。足を下ろしたときに床につけずにいてください。

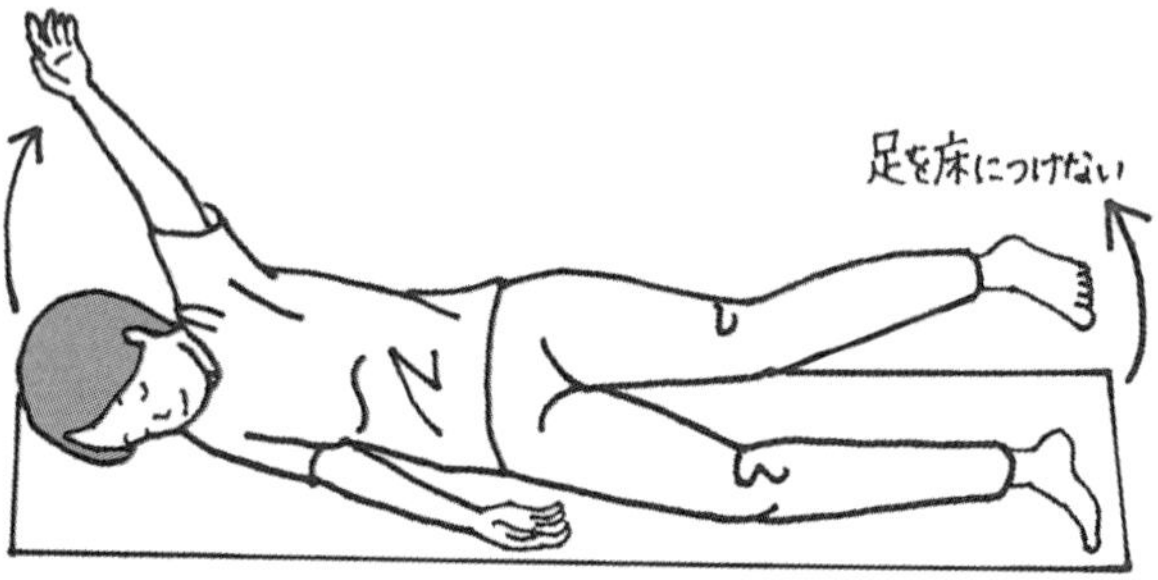


④次に、膝と肘を近づける動作をゆっくり６回行います。

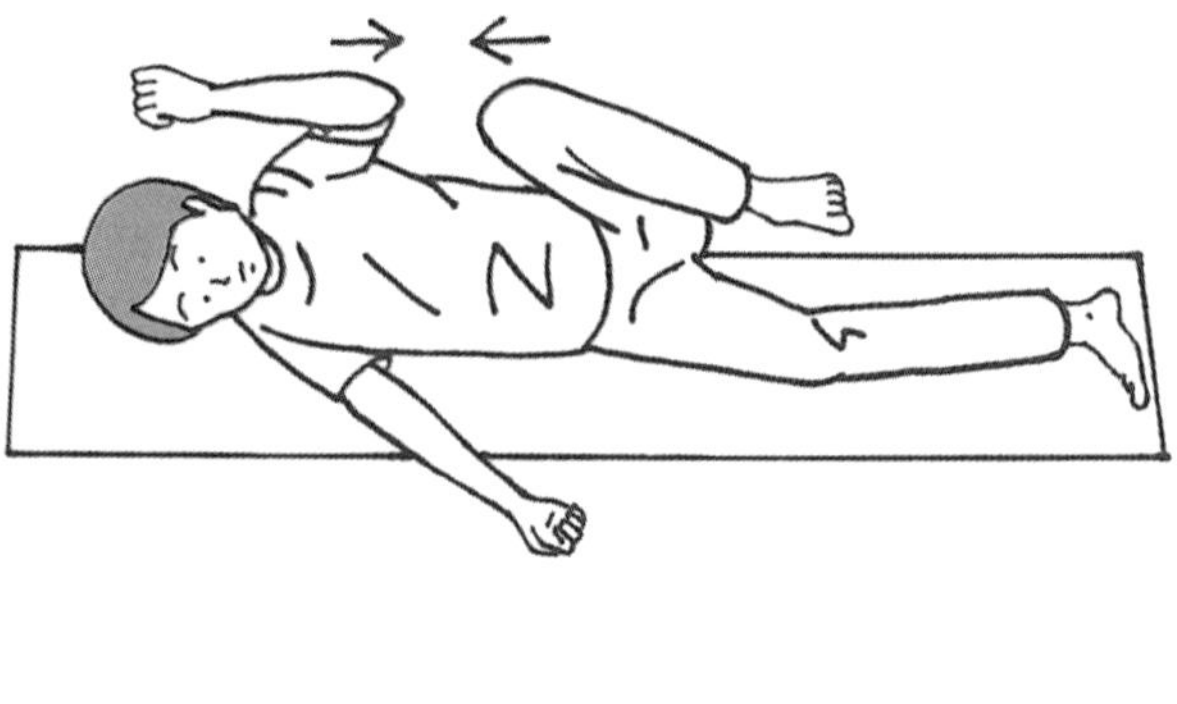

⑤最後に、足と手を軽く伸ばした状態で左の手足を大きく３回回します。

右半身が終わったら左半身を下にして、同じ動作を行ってください。

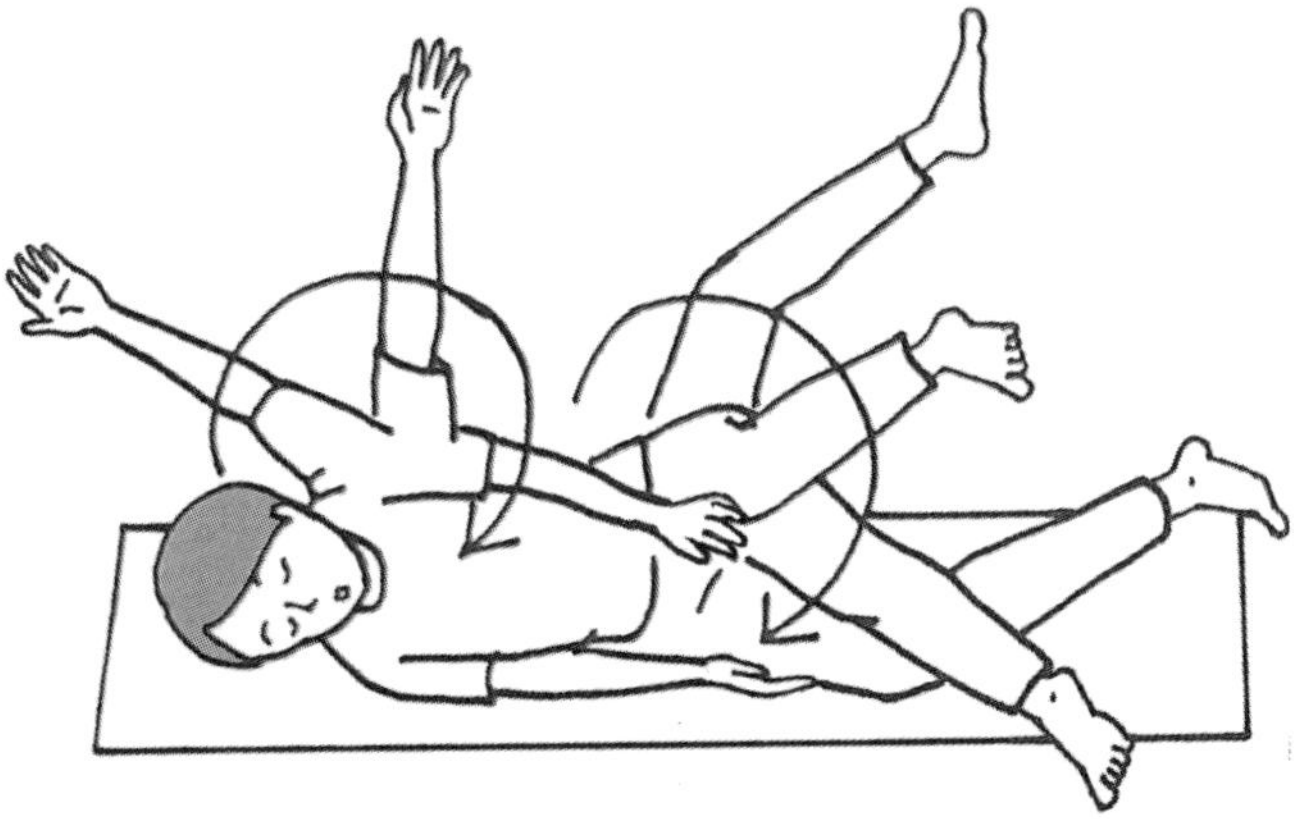

## 水泳体操（https://youtu.be/IBJiMbfKoVY）

【効果】　胸郭の筋膜が緩んで胸郭に動きがついてきます。そのために肩こり・背中のこりが楽になります。また胸郭内臓器がリラックスし、腎臓のストレスもとれてきます。

【やり方】

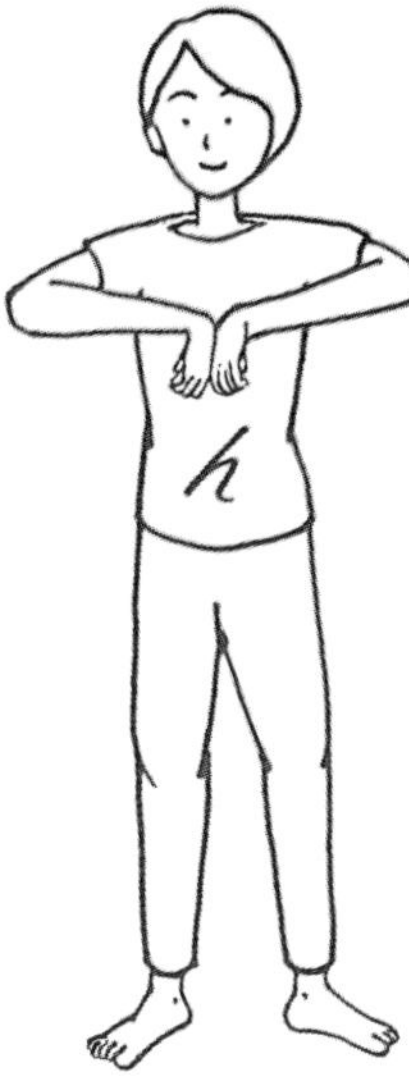

①足を肩幅に開いて立ちます。

②右手の甲と左手の甲を合わせたまま腕を胸の前まで伸ばします。そのとき、両手の甲が離れないように気をつけて、なるべく肘を伸ばします。そして、平泳をするように横に手をゆっくり５回かきます。

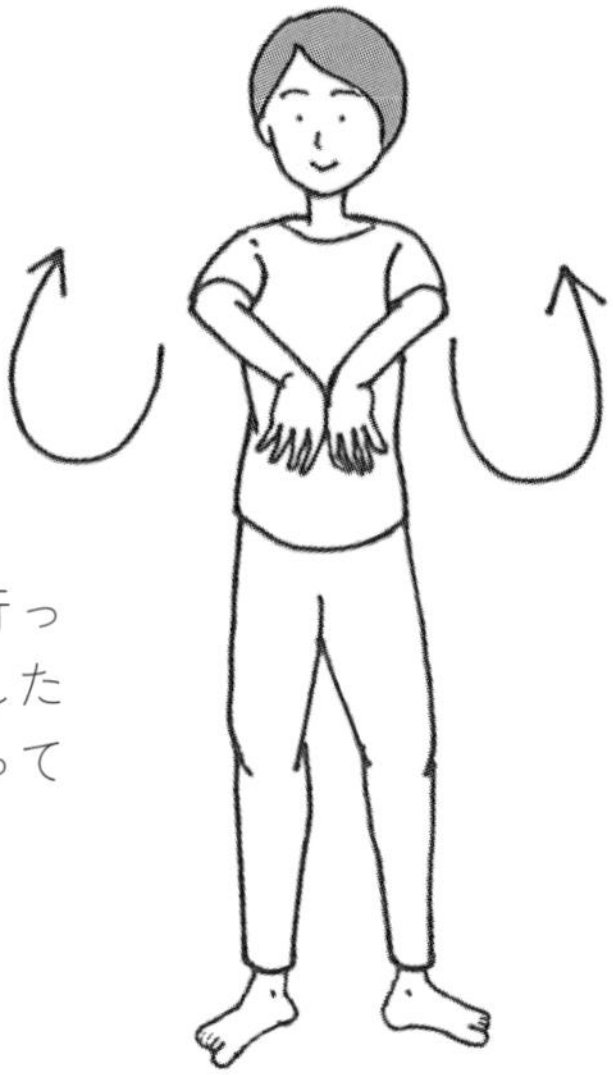

③この動作を体を捻って行ったり、手を頭の上に伸ばしたり、いろいろな角度で行ってください。

## 鳩のポーズ（https://youtu.be/0cfRm7RE3IA）

【効果】　胸郭が緩み背筋痛、背中のこり、肩こりに有効です。内臓もリラックスします。風邪を引きにくい体にもなります。

【やり方】

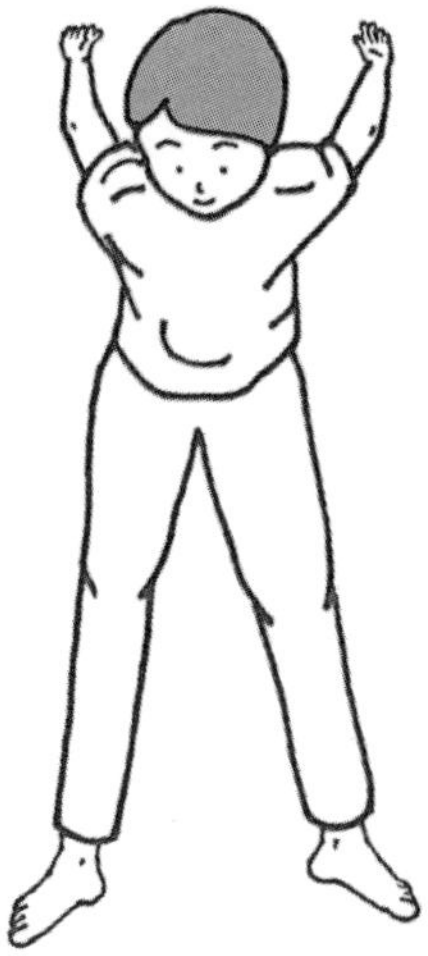

①足を肩幅に開いて立ちます。

②体を前に倒しながら両手を後ろのほうに持っていきます。そして息を吐き、体全体、特に指先の力を抜きます。そのままの状態を30秒保持します。

③次に、その姿勢を保持したまま体を右に捻り、そのままの状態を30秒保持します。同じように左に捻ってそのままの状態を30秒保持します。
手を上げる角度や体の倒し方によって効く場所が変わってきます。いろいろな角度でやってみてください。

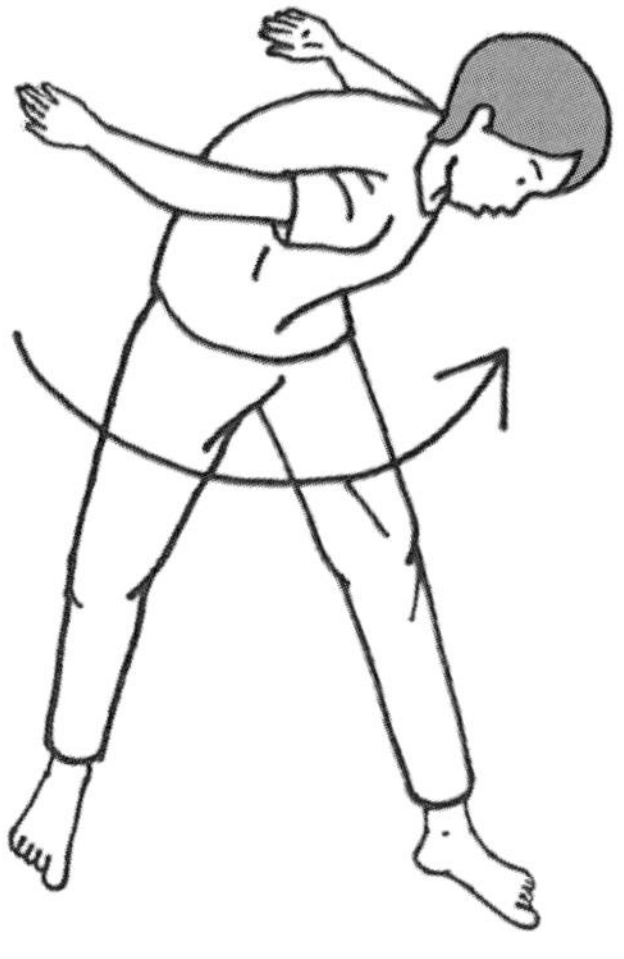

## 「歪みとり体操」は朝晩行うのがポイント

繰り返しになりますが、これまでご紹介した筒井式「歪みとり体操」はとても簡単な動作で、しかも1回5分で体の歪みを整えることができる体操です。

体操を行うのは朝晩、1日2回行うのをお勧めしますが、1日1回でも十分です。

でも、「いつするのが一番効果的ですか？」ということであれば、朝寝起きに行ってください。なぜなら、朝起きたときが一番体が硬く歪んだ状態になっているからです。

そして、できれば夕方、仕事を終えたときにもこの体操を行ってください。特に、座り仕事、立ち仕事が中心の方は、同じ姿勢を何時間も続けているため、体が歪んでしまっているので、夕方に体操を行うことでそれを整えることができます。

朝夕、「歪みとり体操」を行うことで一日を通して体の歪みがない状態を保てます。

しかし、体調が悪いとき、忙しくて時間がとれないときには、無理して体操をしようとしないでください。体操をすることが義務となってしまっては、逆に体にストレスをかけることになります。ストレスは、何より体に良くありません。

体の歪みのない状態を長く保てると、病気になる可能性が低くなります。体の疲れや歪みがひどいと感じる場合は、1日3回やってみてください。

第5章

# 「ストレス」を減らして腎臓を健康にする

## 「スロージョギング」でストレスから自由になる

ストレスをとり除くには、「脳の血流を良くする」こともその方法の一つです。特に継続的に運動できる「有酸素運動」が効果的です。

有酸素運動の中でもお勧めなのが「スロージョギング」です。

この運動は、主に家の中で行いますが、外で行ってもかまいません。「足踏み」を小走りで行うという感じです。歩く速度、足踏みの速度は自分に合ったもので大丈夫です。

速ければいいというものでもありません。一定時間(20分以上)続けられる程度の速さで行ってください。

より効果的なのは、足踏みをしながら首の後ろで手を組み、そのまま体を横に倒したり、体を捻ったりすることで、これにより体の歪みも整います。

前章の「歪みとり体操」のところでも紹介していますが、「スロージョギング」は、足踏みをするだけなので、誰でも安全に行うことができます。しかも、体全体の血液循環が良くなるので、ストレスがとれるだけではなく、生活習慣病の予防にもなります。スロージョギングを行う時間は、20分くらいをめどにするのがいいでしょう。

また30分以上行うと、脂肪が燃焼し始めるので、ダイエット効果も期待できます。ぜひやってみてください。

## 左右の脳を働かせる

前にもお話ししたように、ストレスとは大脳生理学によると、「左右の脳のどちらかが優位になった状態」のことです。

左脳が優位になると一つのことしか考えられなくなり、他のことが考えられなくなります。右脳が優位になると感情のコントロールができなくなります。

右脳が優位に働くストレス下では、自分がストレスを感じていると自覚していないのが特徴です。たとえば、朝元気が良かったと思えば、昼からは理由もなく落ち込んだりと、気分のムラができているようなときは、ストレスを感じている状態なのです。

**ストレスを早くとり除きたいときには、両方の脳を働かせればいいのです。両**方の脳がバランス良く働くと、冷静な判断ができるようになります。そうなると、もうストレスは感じない脳になっています。

**104ページの『「おでこ」に両手を置く方法』を毎日5分程度行ってください。**毎日行うと、ストレスを感じていても、早くストレスから回復できるようになります。

また、このワークは、未来のストレスもコントロールすることができます。たとえば、1週間後に大事なプレゼンテーションがあるとします。

そのときにあがったり、ストレスを感じたりせずにスムーズなプレゼンテーションを行うにはどうすればいいかと言うと、おでこに手を置きながら1週間後のプレゼンテーションの予行演習を数回するのです。

この準備をして1週間後のプレゼンテーションに臨めば、ストレスなくプレゼンテーションを行うことができます。

物忘れをしたときなどにも、おでこに手を当てると忘れていたことを思い出すことができます。脳は一度記憶したことは覚えているのです。忘れた記憶を脳の中にある記憶の引き出しから持ってくればいいだけです。その引き出しから記憶を出すのが、おでこに手を当てる方法です。

左右の脳がバランス良く働くようになると、冷静に物事を考えられるようになり、脳の記憶の引き出しが開き、記憶が鮮明に蘇ってきます。

試験のときに思い出せなくて、よくおでこに手を当てる人がいますが、それは自分で知らないうちに脳のバランスをとり、冷静に物事を考えるように調整していたのです。

## 「糖質」の摂り過ぎに注意

ストレスを溜め込みやすい人の傾向として、「甘いもの」が好きなことが多いようです。

前にもお話ししましたが、糖質を摂り過ぎると、糖化が体の中に起こります。これは脳の中にも起こるので、左右の脳の活動状況にも影響します。

自分では糖質を摂っていないと思っていても、知らないうちに摂っている場合もあります。

ジュース、ご飯、アイスクリーム、果物、お菓子、煎餅、パン、パスタ、ラーメン、お好み焼き、たこ焼きなど、これらのものを食べていると、甘いものを食べているのと同じことになります。甘さを感じないものにも糖質は入っていることに注意しましょう。

特に果物は果糖が入っており、これは摂り過ぎると中性脂肪を高めて、心臓病、動脈硬化、糖化を招き、シワも増え、尿酸値も上がります。また、満腹中枢にブレーキがかからないため食べ過ぎてしまう人も多くいます。

また、糖化が脳に起こると、ブドウ糖を脳がエネルギーとして使用できなくなり、最終的には認知症へと進んでしまいます。糖質の摂り過ぎには気をつけましょう。

## 「没頭できるもの」を見つける

ストレスの原因は、「脳の活動状況がアンバランスになっている」ことなので、脳のバランスを整えることが大切です。

その方法としては、「没頭できるもの」を見つけることです。それは趣味でもいいし、運動、特に有酸素運動ならなおいいでしょう。なぜなら、先にもお話ししたように、有酸素運動を行うと血流が良くなり体の歪みもとれるからです。

もし趣味がない場合は、休日には外に出かけることをお勧めします。普段行わないことをやることで体の歪みが整い、また脳にもいい刺激が入り、左右の脳のバランスがとれてきます。

また、ときには集中して物事を考えることも大事です。集中していると頭がクリアになり、脳のエネルギーバランスも良くなります。

何に集中していいのかわからない人は、自分の体に意識を集中してみてください。肩こりがある人は肩に意識を集中、腰痛のある人は腰に意識を集中、目の悪い人は目に意識を集中といった具合です。

行うのは自分の好きなとき、1回の時間は1〜3分、回数は1日1〜3回です。

集中して物事を考えることのいいところは、意識を集中している体の場所の調子が良くなることと、脳のバランスがとれるのでストレス解消もできることです。

発散と集中の繰り返しが脳の活性化を促すので、休日には脳を休めること、楽しいと感じることを行うといいでしょう。

## 「深呼吸」で自律神経を整え、内臓の働きを正常にする！

人は息を吸ったり吐いたりすることにより、酸素を体に摂り入れて二酸化炭素を吐き出す呼吸を行っていますが、現代社会では無意識に息を止めてしまっている人が多いのではないでしょうか。

息を止めた状態で仕事を行っていると、空気は十分に肺に入らなくなります。胸郭が十分に膨らまなくなると、その中に入っている内臓がストレスを感じ、本来の働きができなくなります。

心臓がストレスを感じると胸が苦しくなり、またパニック障害やうつなど精神状態の異常を招きます。

肺がストレスを受けると過呼吸になったり、蕁麻疹、かゆみ、アトピー性皮膚炎など皮膚に症状が出てきます。

脾臓がストレスを受けると食欲不振や吐き気など、消化器に異常をきたします。

肝臓がストレスを感じると解毒ができなくなり、毒素は体に溜まり、疲れやすくなったり、皮膚が汚くなったりします。お酒に酔いやすくなります。

腎臓がストレスを受けると、脳、脊髄、歯、骨、髪の毛、膀胱、耳鼻咽喉、生殖器、関節、血液性状に異常が出てきます。そして、自律神経のバランスも乱れてしまいます。

自律神経には交感神経と副交感神経がありますが、前者は緊張しているとき、後者はリラックスしたときに働く神経です。

この両者のバランスをとることが体の機能を保つのに必要なことであり、ストレス解消にも重要なポイントになります。

**自律神経を整えるには、73ページで紹介した「効果的な深呼吸のやり方」を試してください。**自律神経は自分ではコントロールできない神経だと言われていますが、深呼吸はそのバランスをとることができるのです。

深呼吸をすることで、胸郭が広がり、背中に柔軟性がついてきます。

背中の胸椎から交感神経が出ているので、胸椎が深呼吸で動くことにより、交感神経の緊張がとれて自律神経のバランスが整ってくるのです。

同時に胸郭の緊張がとれるので、中に入っている内臓の機能も整います。ぜひ活用しましょう。

## 初心に返る

何か物事を続けるときには、それは「何のために行うのか」という目的を明確にすることが大切です。

やり始めは目的意識を持ってやっていても、月日が経つと、いつの間にか当初の目的を忘れてしまいます。

たとえば、「健康のためにジムで体を鍛えよう」とトレーニングを始めたとします。でも、長いこと続けているとつい惰性になって、トレーニングそのものがストレスになってしまうことがあります。

それでは、そのようなストレスを解消するためにはどうすればいいのでしょうか。

もう一度、何かを始めた頃の自分に戻って、「何のために今それをやっているのか」を改めて考えることです。始めてしまったんだからと、ストレスを感じながらも闇雲に続けるのではなく、一旦立ち止まって考えることです。

できれば、紙に書くことをお勧めします。そうすると考えがまとまってきます。考えがまとまると、やり始めたときの新鮮な感情が込み上げてきます。

**「始めた頃の感情」を思い出すとストレスは解消します。**

仕事、趣味、人間関係、何でもいいです。何かをしている途中でストレスを感じたら、初心に返って、やりたいことで心がウキウキ、ワクワクの状態をもう一度とり戻しさえすれば、いつの間にかストレスは感じなくなっていきます。ぜひやってみてください。

# あとがき

最後までこの本をお読みいただき、ありがとうございました。

この本は、私の慢性腎臓病の闘病生活と治療家としての経験をもとに、腎臓を元気にする、それも自力で健康にできるということを皆さんにご紹介するために書いた本です。腎臓が健康になれば、疲れにくくなったり、体の調子が良くなったりと健康維持機能も回復することができます。

また、腎臓は慢性腎臓病だけでなく、生活習慣病などほとんどの病気に関わっていることがおわかりいただけたと思います。

東洋医学では腎臓には親からの生命力が宿り、「先天の本」と言われています。それゆえに病気の予防・改善はもとより、元気で長生きするには腎臓を元気にすることが必要になってきます。

腎臓を元気にするには「食べ物」「ストレス」「体の歪み」この3つを整えるこ

とが必要と私は考えています。この3つが整うことで、腎臓が元気になり疲れ知らずの体になります。また、腎臓が元気だと様々な病気の予防・改善ができるのです。

私の治療院を訪れる方は、難病、慢性疾患がある方が多いので、最初にカウンセリングを行います。そして、「食べ物」「ストレス」「体の歪み」の3つを整える話をします。しかし、3つ同時に整えることが一番効果的ですが、なかなか一度に整えることはできないので、「できるところから始めれば大丈夫」ということもお伝えします。

たとえば、「コーヒーがやめられない人は、飲む量を減らすことから始めればいいのです。また甘いものがやめられない人は、甘いものも食べるが、毎日必ず「歪みとり体操」をやるようにすればいいのです。無理に3つ同時にやろうとすれば逆にストレスを感じてしまいます。

自分の体の声を聞きながら、「食べ物」「ストレス」「体の歪み」の3つのバランスを上手にとって、腎臓を元気にして、将来起こるであろう病気の予防・改善をしていきましょう。

そして、この本を読んで腎臓の調子が良くなったり、体調が良くなり疲れなくなったりしたという方は、どうかそのことを周りの人に伝えてください。より腎臓が元気になる人が増え、病気を予防・改善できる社会になっていきます。

私も執筆、施術、講演活動、筒井式歪みとり体操の普及を通して腎臓を元気にする方法を広める活動を行っています。講演活動は東京、大阪、福岡、名古屋、仙台、長野などで行ってきましたが、要望があればどこにでも出向きます。

三起均整院までお問い合わせください（メール sankikinseiin@gmail.com）。

最後にこの本を出版するにあたり、アルソス株式会社の林定昭社長、出版のきっかけを作り編集をしていただいた遠藤励起さん、笠原章弘さん、そして私に多くの経験をさせてくださった三起均整院の患者様、この本の出版に関わっていただいたすべての方に感謝いたします。

ありがとうございました。

# 生活習慣病や気になる症状の予防・改善法

緑内障
更年期障害
高血圧
糖尿病
うつ病
認知症
がん
潰瘍性大腸炎
歯周病
ヘバーデン結節

## 緑内障予防・改善法——三角筋とO脚の調整

緑内障は視神経に異常が起き、視野（見える範囲）が狭窄する病気です。血縁者に緑内障の人がいる方や糖尿病の人、ステロイドホルモンの投与を受けたことがある人、目に外傷がある人、高血圧の人、偏頭痛がある人、強度の近視がある人、高齢者に多く見られます。

ゆっくり進行していき、治療が遅れたり、進行が進むと失明してしまいます。

パソコンやスマートフォンの使い過ぎで、常に視神経に刺激を与えている現代社会では、緑内障は確実に増えています。

以前は眼圧が高くなり、視神経が圧迫されて緑内障になる人が多かったのですが、最近では眼圧が高くない「正常眼圧緑内障」の人も増えてきています。

緑内障は自覚症状があまりなく、健康診断で発見される人がほとんどです。そのため、自覚症状が出たときにはもう進行している状態なのです。

それでは、予防または進行を遅らせるにはどうすればいいのでしょうか。

病気の原因は「食べ物」「ストレス」「体の歪み」にあります。

食べ物では、交感神経を緊張させるようなカフェインの入ったものは避けましょう。ストレスは溜め込まないようにしてください。なぜならば、両者とも目の血流が悪くなるからです。

そしてパソコン、スマホを操作する時間を短くしたり、ブルーライトカットのフィルムを画面に貼ったり、ブルーライトカットのメガネをかけて作業を行うようにしましょう。


また、緑内障の人の体を観察すると、三角筋が緊張している人や膝から下がO脚になっている人が多くいます。

三角筋が緊張すると、それに連動してこめかみが緊張を起こし、膝から下がO脚になると、ふくらはぎの筋肉の外側が緊張します。

こめかみが緊張を起こすと、目の血液循環が悪くなります。目の血液循環が悪くなると、目の病気である緑内障が始まると予想できます。

緑内障を予防、あるいは進行を抑えるには、体全体の歪みを整えることも有効な手段です。特に、三角筋とO脚の調整は必要不可欠です。

自分で行うのなら、足の甲の指と指の間の詰まりをとりましょう。

やり方は、立った姿勢で足の甲を逆の足で踏んだり、手で足の甲の指と指の間をしごいてください。そうすると、ふくらはぎの外側の緊張がとれてきます。

## 更年期障害予防・改善法——背中の緊張をとり除く

更年期とは閉経前5年間と閉経後5年間のおよそ10年間を指し、この間に加齢により女性ホルモンの出が悪くなり、ホルモンバランスが崩れたことにより日常生活にも支障をきたす状態を更年期障害といいます。
更年期障害でよく見られる症状には、体のだるさ、ほてり、のぼせ、ホットフラッシュ、発汗、頭痛、めまい、動悸、背中の痛み、関節の痛み、冷え、疲れやすさなどがあります。

更年期障害の改善法には、次のようなものがあります。

**ホルモン補充療法**・・一般的な療法で、ホルモンが足りないのでそれを補うという療法です。もともと、加齢により女性ホルモンのエストロゲンが不足しているために起こるので、それを補うのです。

**漢方薬療法**・・・・・生薬で全身の機能を整えて改善を試みる療法です。体に優しい効き方をするのが特徴です。

**薬物療法**・・・・・向精神薬などの薬物を用いて症状を抑える療法です。最近では大豆イソフラボン由来成分が入った「エクオール」を処方するところも増えているようです。

エクオールは女性ホルモンのような働きをするもので、大豆製品を摂り入れることで代用できる人もいます。

また、更年期の年齢になっても、更年期障害の症状が出る人もいれば、出ない人もいます。

薬物を用いた更年期障害の対処法もいいのですが、「どうして更年期障害になる人とならない人がいるのか」「なぜ更年期障害が起こるのか」という更年期障害の根本原因を知り、改善する努力をするほうが体にとっては良いでしょう。

長年、更年期障害の人の体を見てきて、**背中の硬い人が多い**ということがわかっています。特に中胸背部が硬い人が多いのです。

前にもお話ししましたが、自律神経の中の交感神経は胸椎から出ています。背中が硬くなると交感神経が緊張を起こします。

そういった状態が長く続くと自律神経のバランスが悪くなり、いろいろな症状が出てくるのです。女性は特に、女性ホルモンの出方が悪くなります。

そのため、**背中の緊張をとり除けば自律神経が正常に働き、更年期障害も予防・改善できる**ということになります。

背中のこりは、この本で紹介している「歪みとり体操」の「アニマルウォーキング」や「**手首回し**」で改善できますので、ぜひお試しください。

## 高血圧予防・改善法——背中の緊張を解きほぐす

高血圧は、生活習慣の悪化、食の欧米化などにより、多くの人がかかっている生活習慣病の一つに挙げられている病気です。

高血圧とは、日本高血圧学会での高血圧の基準では、収縮期血圧が140mmHg以上、または拡張期血圧が90mmHg以上の場合をいいます。

高血圧には、原因がはっきりしない本態性高血圧、甲状腺や腎臓の病気により高血圧になる二次性高血圧があります。

本態性高血圧の原因として、**塩分の摂り過ぎ**、お酒の飲み過ぎ、食べ過ぎによる**肥満**、**運動不足**などが考えられます。

もう一つ考えられるのが**体の歪み**です。高血圧の人は体が硬く、特に**背中が硬い人が多い**のです。パソコン、スマートフォンを使い過ぎると、同じ前かがみの姿勢を長時間続けることになるので、背中が硬くなるのです。

背中には胸椎から出ている交感神経が走っているので、背中が硬くなると体全体が緊張状態になり、血圧も上がってしまいます。

ですから、背中の緊張を解きほぐすようなことを行うと高血圧を改善できます。施術活動を行っていると「血圧が下がりました」と言われることは日常茶飯事です。

私は治療院で患者さんにセルフケアを教えていますが、その中で背中のこりをとり除くのが「**足上げ腕上げ**」体操です。高血圧が気になる方は、試してみてください。

## 糖尿病予防・改善法――良質な脂を摂取する

糖尿病は大変恐ろしい病気です。食事で摂った栄養素を体が吸収できなくなる病気だからです。

私たちが食事をすると、栄養素の中の糖質が腸から吸収されます。それが肝臓でブドウ糖となり血液中を流れます。

血液中のブドウ糖の濃度を一定に保つホルモンが、膵臓から出るインスリンです。インスリンは血液中の血糖値濃度を一定に保つだけではなく、細胞にブドウ糖を吸収させる役割も持っています。

糖尿病は次の4つに分類されます。

1型糖尿病・・・インスリンの分泌量が少なく、ほとんど出なくなるものです。

ブドウ糖を細胞が吸収することができなくなるので、インスリンを外から補うことが必要になります。

**2型糖尿病・・・**インスリンは出ていますが、その分泌量が少なかったり、分泌はされるものの、効き目が悪くなっている状態のものです。肥満、運動不足、食べ過ぎなどが原因とされています。

**妊娠糖尿病・・・**普段の血糖値は正常ですが、妊娠して初めて血糖値が高くなるものです。妊娠中は赤ちゃんに栄養がいくので、空腹時の血糖値は普段よりも低くなりますが、食後は血糖値が上がってきます。

**3型糖尿病・・・**いわゆるアルツハイマー型認知症のことです。脳の糖化によりアミロイドβが溜まり、脳の海馬や大脳皮質でインスリンの効きが悪くなり、ブドウ糖を摂り込めないためエネルギー不足となり、記憶力の低下が起こります。

これらの糖尿病には当然原因があります。一言で言うと、生活習慣の悪化です。食の洋風化や運動不足です。

特に食事の問題は大きいものです。糖質過多、グルテン過多、悪質な脂過多などが原因となっているケースが多く見受けられます。これらを改善していけば糖尿病は予防・改善できます。

糖尿病の改善に必要なのは、断糖して良質な脂を摂ることです。糖質を燃やしてエネルギーにしていたシュガーバーニングの体を、良質な脂を燃やすファットバーニングの体に移行させることが最初に必要になります。これがうまくいくと糖尿病は改善に向かいます。

特に肥満型の糖尿病の人は痩せる必要があるため、インスリンを極力出さないようにしなければなりません。なぜなら、インスリンが出ると結果的に太るからです。また、インスリンは糖質以外のものを食べても出ますので、間食が多い人はなかなか痩せることができません。

したがって、痩せるにはダラダラ出ているインスリンを一旦止める必要があります。それには食べない時間を長くして、糖質を体に極力入れないことが肝心です。

糖質を燃やしてエネルギーに換え、減量するために体に入れていいのは、良質な脂のみです。オメガ3、エキストラバージンオリーブオイル、グラスフェッドバター、MCTオイル、ココナッツオイル、アマニオイル、エゴマオイルなどです。

## うつ病予防・改善法――食、ストレス、体の歪みを改善する

うつ病も現代社会で増えている疾患の一つです。

厚生労働省の説明では、うつ病は脳のエネルギーが欠乏した状態とされています。症状としては、食欲不振、不眠、めまい、全身倦怠、いつも不安がある、過呼吸、頭痛、動悸、胸が苦しくなるなどがあります。

病院へ行くと安定剤を処方されますが、長期間安定剤を服用すると腎臓が弱ってきます。腎臓が弱ると、東洋医学理論では恐れや不安が襲ってきます。そのため、余計にうつ症状が進んでしまうのです。そして、薬に依存していく結果となってしまいます。

それではどうすればいいのでしょうか。病気の根本原因は「食べ物」「ストレス」「体の歪み」にあります。この3つを整えることが解決の近道になります。

まず食べ物では私の治療経験から、うつ病の人は圧倒的に甘いものが好きな人

**が多い**です。ですから、食べ物では甘いもの、糖質を含む食品を控えましょう。
そして、脳の状態を良くするために**良質な脂を摂る**ことをお勧めします。脳はほとんど脂でできているため、良質な脂は必須です。オメガ3、フィッシュオイル、MCTオイル、アマニオイル、エゴマオイル、グラスフェッドバター、こういった脂を積極的に摂りましょう。

前にもお話ししましたが、胸郭が硬くなると中に入っている臓器がストレスを受けます。**うつ病と特に関係が深い臓器は腎臓と心臓です。**

東洋医学では腎臓がストレスを受けると、恐れや恐怖、不安を感じるようになります。また、心臓がストレスを受けると胸が苦しくなったり、精神状態が不安定になったりします。

**全身の歪みを正して、胸郭の柔軟性が上がればこれらの症状は楽になります。**

手軽に胸郭の緊張がとれる「歪みとり体操」としては「鳩のポーズ」という体操があります。試してみてください。

## 認知症予防・改善法――食、ストレス、体の歪みを改善する

中高年になると一番皆さんが気になる症状は認知症です。これは、本人は何もわからなくなり、周りに迷惑をかけるという意味では、最もなりたくない病気だと言われています。

正確には認知症は病名ではなく、脳の症状の総称です。認知症にはいろいろな種類がありますが、ここでは次の4つの認知症についてお話しします。

アルツハイマー型認知症・・認知症全体の6割を占めていると言われます。脳の中にアミロイドβと呼ばれるタンパク質が溜まってしまうことで起こります。海馬や頭頂葉で脳の萎縮が起こり、症状が発現します。症状としては物忘れから始まり、時間やいる場所

がわからなくなり、妄想、徘徊へと進んでいきます。

血管性認知症……脳梗塞や脳出血などの脳の病気が原因です。脳の血流が悪くなったり、脳血管が詰まることにより栄養や酸素が脳細胞に送れなくなり、脳細胞が死滅することにより起こります。

アルツハイマー型と同時に発症することも多くあります。

物忘れから始まり、判断力が低下し、感情のコントロールもうまくいかなくなってきます。また尿をもらしてしまったり、食べ物が飲み込めなくなったり、手足の震えや痺れなどが起こるケースもあります。

レビー小体型認知症・・・・脳の神経細胞にできる特殊タンパク質であるレビー小体が原因で起こる認知症です。

この認知症の特徴としては、物忘れよりも幻覚、幻視が多いと言われています。後頭葉にレビー小体が集まると実際にはないものが見えてきます。

前頭側頭型認知症・・・・・前頭葉と側頭葉が萎縮して起こる認知症です。

症状としては物忘れよりも性格が変わったり、異常行動が起こります。同じ言動を繰り返したり、精神状態も不安定になります。

他にも若年性のものやアルコール性のものなどありますが、根本原因は、これも「**食べ物**」「**ストレス**」「**体の歪み**」にあるのです。

前にもお話ししたように、アミロイド$\beta$の蓄積は脳の糖化によって起こります。糖化の根本原因は、甘いものの摂り過ぎ、糖質の摂り過ぎです。

認知症は20～30年かけて発現すると言われているので、若い頃から食生活が乱れていると20年、30年後の中高年期に認知症になる確率が高まります。

脳は脂でできているので、**良質な脂を日頃から摂る**ようにしていると脳の老化は遅らせることができます。良質な脂とはオメガ3、エキストラバージンオリーブオイル、アマニオイル、エゴマオイル、ココナッツオイル、MCTオイル、グラスフェッドバターなどです。

そして、**日頃から体を動かして**、**体全体の歪みを整える**ことも必要です。体全体の歪みを正し、脳の血流を良くする高齢者でもできる「歪みとり体操」は、「**均整タオル体操**」です。試してみてください。

## がん予防法――昔の食生活に近づける

がんは、日本人の二人に一人が、一生のうちに一度はかかる病気だと言われています。がんはどういう病気かと言うと、遺伝子が傷つくことにより起こる病気です。

普通の細胞は周囲の状況に応じて増殖したり、増殖が止まったりします。怪我をして傷ができた場合は、細胞は増殖しますが、それが治ると増殖は止まります。ところががんは、体からの命令を無視して増え続けます。その結果、異常な細胞が増え続けてしまい、体の機能を損ねていくのです。

原因は「生活習慣」にあると言われています。つまり、「食べ物」「ストレス」「体の歪み」の3つが関わっているのです。もちろん喫煙、飲酒、肥満、運動不足、感染なども大きく影響しています。

それでは、がんを予防するためには何が一番いいのでしょうか。

まずは、生命力を高めるために「腎臓の疲れをとる」ことが先決です。この本にこれまで書かれていることを実践しながら、糖質を減らして良質な脂を摂ることをお勧めします。

その昔、人間は狩りをして生活をしていました。夜に、無農薬、自然の餌で育ったオメガ3たっぷりの肉、ジビエ中心の食事をして、朝は排泄の時間でした。昼間は野山を駆け回り狩りをしていました。つまり、良質の脂をたっぷり体に摂り入れ、疲れ知らずで駆け回っていました。

その後、農耕生活が始まり穀物を食べるようになってきました。この頃から病気の数が増えてきたのです。また、現代になり、効率的な農業を求めるため農薬が使われるようになり、農薬入りの穀物を食べるようになりました。

家畜にも、本来家畜が食べる餌ではない穀物、しかも農薬で育った穀物が餌として使われるようになり、そのような餌で育った家畜の肉を人間が食べるようになりました。あわせて、添加物の入った食品なども食べるようになってきたのです。

また、ストレスの溜まる現代社会の中で暮らし、運動もあまりせずに汗をかかない生活をしているため、がんが増えてきた歴史があります。

それでは、どうすればがんを予防できるのでしょうか。私は、「昔の食生活に近づけることががん予防になる」と考えます。

穀物を減らす、すなわち糖質を減らして良質な脂や良質な肉を摂り入れ、ストレスをなくし、体の歪みを整える生活をすることだと思います。

これからは、糖質主体のエネルギー供給すなわちシュガーバーニングから、脂主体のエネルギー供給を行うファットバーニングへ体の代謝システムを変えることが、がん予防の有効な手立てとなると私は考えています。

## 潰瘍性大腸炎改善法──グルテンを体に入れない

潰瘍性大腸炎は、治すのが困難な病気の一つと言われています。しかし、食事の改善で良くなる例が多く報告されています。

潰瘍性大腸炎は、大腸の粘膜にびらんや潰瘍ができる炎症性疾患で、血便を伴う、または伴わない下痢、さらに腹痛の症状が出るのが特徴です。

下痢の回数が増え、たびたび腹痛が起こるようになると体は相当辛くなり、精神的にも大変な状態となります。病気の性質から寛解《かんかい》と再発を繰り返すことが多いので、難病として捉えられています。

この本でお話ししているように、病気の根本原因は「食べ物」「ストレス」「体の歪み」にあります。潰瘍性大腸炎の患者さんが、この3つを整えることにより改善した例は多くあります。

最初にやってほしいことは、「グルテンを体に入れない」ことです。

グルテンは、パン、うどん、ラーメン、お好み焼き、たこ焼きなどの小麦製品に入っており、これらを摂取しないことが潰瘍性大腸炎改善の近道なのです。先にお伝えしたように、グルテンは腸で分解しにくいため腸壁にへばりついてしまい、腸が傷つき炎症が起きやすくなります。

また、腸内でゾヌリン（腸壁細胞の間に存在するタンパク質）を生成し、腸内の絨毛組織の結合を緩め、毒素を腸外に出してしまうリーキーガット症候群の原因ともなっています。

さらに指摘できることは、**小麦についている農薬も腸から吸収され**、それが原因で体調を崩す人も増えているということです。

このような理由で、潰瘍性大腸炎を改善するには、まずは小麦製品を極力体に入れない生活をしてください。

次に、「**良質な脂を摂り入れる**」ことです。良質な脂は、炎症を抑えて腸内をコーティングして、傷つくことを防ぎます。

良質な脂とは、フィッシュオイル、エキストラバージンオリーブオイル、ココナッツオイル、MCTオイル、グラスフェッドバターなどです。これらを摂ると腸の傷も癒やされます。

**東洋医学では、大腸は腎臓と深い関係があります。**腎臓が働いているときは大腸は休んでいて、大腸が働いているときは腎臓は休んでいます。

したがって、この本で書かれていることを実践し、**腎臓を健康にすることにより、大腸の調子も改善できる**のです。

また体型的には**太ももが硬い人が多い**です。太ももが硬くなると腰が硬くなり、腸の血液循環が悪くなります。

太ももの緊張をとる「歪みとり体操」として、「**ヒールアップストレッチ**」がお勧めです。

## 歯周病予防・改善法——肩、腕、腰のこりをとる

歯周病は細菌の感染によって歯茎が腫れたり、口臭がしたり、歯を支えている骨が溶けたりする病気です。

原因は歯の掃除が不十分なことで、「歯石、歯垢」が歯と歯茎の間に溜まり、細菌が繁殖するために起こります。

私自身も今から20年ほど前に歯周病にかかり、大変な目に遭いました。毎日の施術活動で肩や腕や腰がこっていて、体が歪んでいたのが原因でした。

そこからわかったことは、「歯周病は歯の掃除不足だけが原因ではない」ということです。

当時の私は、毎日ものすごく忙しく、夕方になると歯茎から血が出てきて、歯全体が痛くなり、歯を抜いてほしいほどの痛みを感じていました。そして腕から肩、腰までがパンパンに張っていました。

歯医者に行き、歯石、歯垢をとってもらって、ブラッシングを丁寧にやりましたが、それだけでは歯茎の痛みや体の張りは治りませんでした。

ではどうやって歯周病を治したのかと言うと、**肩や腕、腰のこりなどを「歪みとり体操」で改善**させたのです。改善させたら一気に良くなりました。

いくつかの「歪みとり体操」を組み合わせ、最後に「**手首回し**」を行うと歯茎の腫れは引いていきます。

## ヘバーデン結節予防・改善法
### ——コーヒーと甘いものをやめ、水を飲む

ヘバーデン結節は指の第一関節に痛み、腫れ、変形などが起きる病ですが、病院では治らない不治の病とされています。患者数は年々増え、今では500万人以上いると言われています。

でも病気には必ず、病気になる原因があります。原因となる一番の要因は、**腎臓**です。

東洋医学では、「**腎臓が慢性的に疲れると関節に異常が出る**」という法則があります。たとえば、異常が出た場所が、足の母趾である場合を外反母趾、指の第一関節である場合をヘバーデン結節といいます。異常の出る場所によって名前が変わるだけなのです。

ですから、ヘバーデン結節を予防・改善させるには、**腎臓の疲れをとることが**

**最も重要**になるのです。

また最近では、**食べ物・飲み物が原因でなる人が増えています。**なかでも**コーヒーと甘いもの**が原因でなる人が非常に多いのです。ヘバーデン結節を予防・改善するには、一旦コーヒーや甘いものをやめて、水をよく飲むことです。これだけでも改善する人がいます。

その他の原因としては、体型で言うと**後ろに反れない人**が圧倒的に多いです。後ろに反れないのは、日常生活で中腰になることが多く、しゃがむことが少ないからです。

このような体型の人は、太ももが硬くなっています。**太ももの緊張が指の緊張をもたらし、指に痛み、腫れ、変形が出てくる**のです。

ヘバーデン結節は、腎臓が弱るとなる病気なので、この本に書いてある内容を実践していただき、「歪みとり体操」の「**ヒールアップストレッチ**」「**鶏歩き**」を行い、最後に「**手首回し**」を行うと痛みは和らぎます。

なお、ヘバーデン結節について詳しく知りたい方は、私の著書『ヘバーデン結節の8割は食事でよくなる！』（青春出版社）をお読みください。

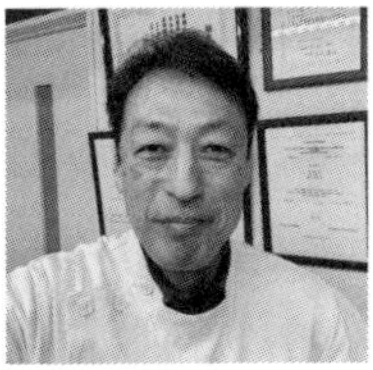

【著者紹介】

筒井浩一郎（つつい こういちろう）

ヘバーデン結節を主とした慢性病状・難病専門の治療院
三起均整院院長。

鍼灸師、均整師、整体師。筒井式歪みとり体操創始者。

1962年生まれ、京都市出身。日本姿勢保健均整師会元理事。武蔵大学経済学部経済学科卒。東京医療専門学校鍼灸科卒。姿勢保健均整専門学校卒。オンサセラピスト（旧オンサ療法師）の資格取得。ストレスコンサルタント。

大学3年時に紫斑病を発症、その後、慢性腎炎となり病院では治らないと宣告を受ける。しかし、絶対に治すという強い決意のもと、食事療法、整体、カイロプラクティック、MRTなど様々な治療を受ける。その治療過程で出会った石塚治療室の石塚先生から治療家になる道を勧められる。

大学卒業後に東京医療専門学校鍼灸科に入学、同時に石塚治療室に弟子入り。鍼灸学校卒業後、姿勢保健均整専門学校に入り体の歪みの研究を始める。均整法（整体）の練習を日夜行っている途中で、発症から7年、慢性腎炎が治る。

1991年に東京都杉並区久我山に三起均整院を開業し、これまでに延べ20万人以上の治療を行う。

2008年、「ヘバーデン結節解消プログラム」を発表したことにより、日本のみならず海外からもヘバーデン結節の患者が来院。

取材を受けた雑誌は「壮快」「安心」「body plus」「ソトコト」「日経ヘルス」「プレジデント ファミリー」など10誌以上。

著書に『ヘバーデン結節の8割は食事でよくなる！』（青春出版社）がある。

三起均整院 HP　https://sankikinsei.net/

カバーデザイン　森裕昌（森デザイン室）
本文デザイン　森デザイン室
カバー・本文イラスト　中里陽子
企画・編集協力　遠藤励起

今《いま》すぐできる！ 腎臓《じんぞう》が健康《けんこう》になる習慣《しゅうかん》

2024年5月5日　第1刷発行

著　者　筒井浩一郎《つついこういちろう》
発行者　林　定昭
発行所　アルソス株式会社
〒203-0013
東京都東久留米市新川町2-8-16
電話　042-420-5812（代表）
印刷所　中央精版印刷株式会社


ISBN 978-4-910512-19-8 C0030